FRANCO MANDELLI
in collaborazione con STEFANIA PODDA

CURARE È PRENDERSI CURA

Presentazione di Giovanni Malagò
Prefazione di Giuseppe Remuzzi

Sperling & Kupfer

CURARE È PRENDERSI CURA

ISBN 978-88-200-5341-3
92-I-14

Realizzazione editoriale a cura di Valentina Castellani.

Ai miei pazienti,
ai volontari AIL

Indice

Presentazione

*di Giovanni Malagò**

Un uomo speciale lo riconosci subito. Basta un gesto, una parola. Quella straordinaria capacità di sapersi mettere al servizio della gente, la soddisfazione spontanea nel sentirsi appagati offrendo aiuto, senza chiedere nulla in cambio se non la certezza che quel sostegno possa risolvere i problemi e tradursi in positività, in un sorriso strappato alle avversità del destino. Franco è fatto così, vive in nome del prossimo, con l'amorevole dedizione di chi sa di poter trasformare una speranza in certezza, con la consapevolezza che una rinuncia personale può valere una vita salvata. Mai una risposta evasiva, mai un diniego per giustificare l'impossibilità di soddisfare l'incredibile mole di richieste, disperate, di aiuto. Sempre una rassicurante e discreta presenza, in prima linea, perché i sacrifici non hanno prezzo al cospetto delle esigenze di chi soffre.

* Giovanni Malagò è presidente del CONI e presidente del Circolo Canottieri Aniene.

La sua è una scienza perfetta, prima a livello umano e poi a livello medico. Lo conosco da tanti anni ma è come se fossimo amici da sempre. Mi piace presentarlo così, Franco, persona di specchiata moralità ed eccezionale generosità, perché del professionista – il Mandelli ematologo di fama internazionale, l'eccellenza italiana nel settore – parlano le brillanti referenze e gli indiscussi risultati raggiunti nel corso della sua inarrivabile carriera. Credo molto nei rapporti e ritengo che l'aspetto umano sia un fattore decisivo nella nostra quotidianità. Il rispetto, il dialogo, la capacità di comprendere chi abbiamo davanti sono principi inderogabili. Franco ci insegna ogni giorno che si può fare meglio, di più. Non c'è un limite all'essere altruisti e al servizio di chi è meno fortunato. Lui è un esempio illuminante, una guida sapiente capace di condividere costantemente il suo immenso patrimonio di conoscenze per alleviare sofferenze indicibili.

Curare è prendersi cura, il titolo di questo libro, credo rappresenti la sintesi esaustiva del suo modo di essere. Franco non si ferma alla fredda ragione, lui ci mette il cuore. Ogni paziente è una persona cara da accudire, una storia eccezionale da scrivere. Le sue cure non potranno mai prescindere dall'interazione costante, sinergica, da quell'alleanza che deve diventare empatia, perché chi è malato deve crederci, sempre. E fidarsi in modo incondizionato, ascoltando e seguendo ogni suo suggerimento, perché un medico può indicare la strada per uscire dal tunnel ma solo chi sta male può decidere di vedere la luce seguendo quel percorso. Lottare con tenacia, senza far mai vacillare la convinzione. Trovare la capacità di contrastare la malattia, di combatterla con la forza di volontà: per lui è questa la chiave destinata ad aprire la porta della speranza. Non minimizza la sua qualificata, straordinaria conoscenza, semplicemente mette il paziente al centro di un progetto meraviglioso, chiamato guarigione. Lo aiuta a convincersi che non si è sconfitti in partenza.

Franco dà valore al lavoro, ha costruito ogni successo attraverso la ricerca e il sacrificio, fa la differenza senza vantarsene, anzi, rinnova costantemente gli sforzi per crescere ancora. Il volontariato è l'estensione più immediata del suo pensiero, credere nei sogni apparentemente impossibili è una sfida vinta e da vincere, ogni giorno. Senza fermarsi mai. Il suo è un linguaggio universale, semplice, diretto, inversamente proporzionale alle capacità. Questa è la grandezza di Franco Mandelli. Un fuoriclasse assoluto, per mutuare il linguaggio dello sport, che lui, da socio dell'Aniene e da appassionato, onora trasferendo nel suo campo i valori più nobili. Sa che i successi si ottengono coniugando il talento al sacrificio, coinvolgendo senza escludere, lavorando senza sentirsi mai arrivati. Un uomo della sua levatura ha tracciato la strada per costruire un Paese migliore. E noi dobbiamo essergli riconoscenti perché non ha mai smesso di essere se stesso. Semplicemente, il numero uno.

Prefazione

*di Giuseppe Remuzzi**

«Oggi ci direbbero che è illegale fare un turno senza essere autorizzati, ma allora pensavamo solo a non lasciare soli i nostri malati. E i nostri medici facevano sacrifici enormi», racconta Franco Mandelli. Quando cominciò a mettere in piedi l'Ematologia, lo fece in pratica con i volontari: come ricorda lui stesso, solo «una minima parte del personale era pagata». I turni si coprivano così. Certo, attualmente è impensabile, ma dovremmo poter ritrovare qualcosa di questo spirito. Come? Siamo noi a dover cambiare. I nostri medici migliori dovrebbero poter ritrovare le motivazioni che oggi, per tante ragioni, negli ospedali sono venute meno e dedicare tempo ed energie ai giovani. E tutti i giovani dovrebbero poter contare sul tipo di formazione che hanno avuto gli studenti di Mandelli a Roma. Per imparare la Medicina, certo, è la cosa più importante. Ma anche per

* Giuseppe Remuzzi è coordinatore delle ricerche presso l'Istituto Mario Negri di Bergamo e direttore del dipartimento di Medicina dell'Ospedale Papa Giovanni XXIII di Bergamo.

vedere qualcuno che dei suoi malati si occupa ventiquattro ore su ventiquattro. E che dà loro perfino il numero di cellulare, se ce n'è bisogno.

Messo in chiaro che senza l'impegno di persone speciali (disposte a donare il loro tempo senza chiedere alcun compenso) non sarebbero mai riusciti a fare tutto quello che hanno fatto per la cura delle patologie del sangue, Mandelli affronta un altro dei temi importanti della condizione di malato e della cura: quello dell'assistenza domiciliare. In uno dei passaggi più significativi di questo bellissimo libro, scrive: «La sua mamma, che era a conoscenza della situazione clinica, venne da me con un desiderio. Di lì a poco, il suo bimbo avrebbe compiuto gli anni. Nonostante fosse un pensiero insostenibile, straziante, lei dentro di sé sapeva che quello sarebbe stato il suo ultimo compleanno. Voleva che Mirko lo festeggiasse, che per un giorno potesse avere una parvenza di normalità, giocare con i suoi amici, ricevere i regali, spegnere le candeline. Voleva che il bambino avesse la sua festicciola in reparto e che gli amichetti di scuola potessero entrare e festeggiare con lui». È proprio così, l'ospedale non è fatto per i bambini, e con il tempo ci si è accorti sempre più che non è fatto nemmeno per gli adulti. Adesso le leucemie si curano (tranne in momenti molto particolari, come quando si è appena effettuato il trapianto di midollo) anche a casa e Mandelli, con la sua sensibilità e la sua capacità di mettersi nei panni dell'altro, in questo è stato uno dei primi. Purtroppo, le malattie arrivano senza preavviso e per quelle gravi è fondamentale trovare sulla nostra strada medici e infermieri capaci e competenti, che possano aiutarci con le regole della scienza. Patologie un tempo mortali, oggi possono guarire. Esempi ce ne sono tanti, in questo libro.

Ma qualche volta le malattie ce le andiamo a cercare, con la scusa che «ognuno deve essere libero di fare quello che vuole». Sono in tanti a pensarla così, e con qualche buona ragione. Ma il fumo, l'alcol e le droghe sono tutte cose che potremmo evitare e che causano più danni di quanto si possa pensare. Un esempio per tutti: su 100.000 uomini che oggi hanno vent'anni, quanti saranno vivi a sessantacinque? 87.000 se non fumano, 74.000 se fumano. E chi si è mai chiesto seriamente: Fumatore, quanto ci costi? In cure, certo: malanni passeggeri ma anche malattie cardiache e tumori, che significano interventi chirurgici, lunghe degenze in ospedale e farmaci costosissimi. E a tutto ciò vanno a sommarsi le ore di lavoro perse, per non parlare dei costi in termine di salute dei non fumatori in famiglia. Per un uomo che comincia a fumare a ventiquattro anni, il servizio sanitario degli Stati Uniti spende 183.000 dollari: alla fine, sommando i fumatori, si arriva a un totale di 203 miliardi di dollari. Dividete per cinque e arriverete a una cifra molto vicina a quella che spenderemo in Italia per tutti quelli che fumano oggi.

Altro che spending review: chi fuma dovrebbe contribuire ai costi del servizio sanitario, come si fa ormai da tempo in quasi tutte le province del Canada. Questo è stato, ed è, uno dei cavalli di battaglia di Mandelli, che come ci racconta è stato fumatore e proprio per questo sa quanto questo vizio possa nuocere e come sia importante convincere le persone ad abbandonarlo. È il modo migliore per prevenire le malattie.

Purtroppo non sempre ci si riesce, e nei percorsi lunghi e talvolta drammatici che si accompagnano alle patologie più gravi e anche a quelle che si risolvono bene, bisogna comunque fare i conti con il dolore, che i medici hanno il dovere di conoscere a fondo e di combattere in tutti i modi possibili. «Non siamo nati per soffrire», afferma Mandelli, e anzi il dolore «può annullare la tua vita, toglierti la dignità, esaurire le forze che ti servono per lottare contro la malattia.» Occuparsi della sofferenza dei malati non è una sinecura ma una parte fondamentale del nostro lavoro di medici, forse la più importante. E c'è altro di cui dobbiamo occuparci, oltre che del dolore: se le cose prendono una brutta piega e non esistono soluzioni, per quanto ci si possa prodigare, dobbiamo capire quando è il momento di fermarci. Non è facile, ma è lì che si distingue il bravo medico.

A ottantotto anni, con un dolore al petto, una signora finisce al pronto soccorso (è successo ad Anna) e poi in una sala di emodinamica. Lì, con un catetere le liberano le coronarie dai trombi e inseriscono una molletta-stent per tenerle aperte. Dopo una certa età, però, risolvere un problema significa quasi sempre causarne un altro, spesso più grave. Dopo l'intervento, Anna ha i piedi freddi (nel liberare le coronarie possono formarsi emboli che scendono fino alle gambe e limitano il flusso del sangue). «Vedremo», dicono i medici. Ma i piedi vanno sempre peggio, si formano piaghe che poi si infettano, insorgono febbre e dolori insopportabili. Anna non può più stare in ospedale, però ha bisogno di medicazioni quotidiane e di antibiotici per via endovenosa: difficile farlo a casa. Segue un mese d'inferno, con i dolori alle gambe che non la lasciano mai. Una sera, le viene mal di testa e perde conoscenza; la TAC rivela un'emorragia cerebrale, causata dagli anticoagulanti che le hanno somministrato per evitare che lo stent si chiudesse. La portano in rianimazione. Dopo un po' si riprende, ma si esprime a fatica e non muove più il braccio e la gamba destri. I piedi continuano a peggiorare: «Bisogna amputare», dicono i medici, «a livello della coscia, almeno a sinistra, poi si vedrà». Anna non capisce, non può decidere. Alla fine, si procede all'amputazione. In seguito all'intervento non si ha più la formazione dell'urina, un po' perché gli emboli sono finiti anche nei reni e un po' per l'infezione. Serve la dialisi, quattro ore al giorno per tre giorni la settimana, la famiglia deve organizzarsi. Anna vive ancora tre anni, senza poter comunicare. Quello che restava del suo corpo è stato in balia di tante persone anche per le cose più intime, i suoi congiunti sono fisicamente ed economicamente sfiniti. Ne valeva la pena? Penso di no.

Chi è senza speranza però è fragile, si attacca a tutto. Vuole la «cura Di Bella», la «cura Vannoni», le cose dei ciarlatani, insomma, pur di guarire. Ed è più che comprensibile. In *Curare è prendersi cura* Mandelli si occupa anche di questo. Le persone hanno un'idea romantica dei rimedi «miracolosi», pensano: Non funzionerà ma almeno non fa male. In parte è vero, anche se quindici anni fa, in Belgio, nove donne finirono in dialisi a causa di un'erba cinese che prendevano per dimagrire. I rimedi omeopatici, invece, non hanno effetti negativi. E si capisce. Fare il medico alternativo è facile, basta curare chi non è malato (mal di schiena, raffreddore, o magari qualcuno un po' giù di morale), si guadagna bene e non si rischia niente. Ma i medici dovrebbero dire chiaramente ai loro pazienti che queste cure non funzionano. Così a nessuno verrebbe in mente, di fronte a una malattia vera, di perdere tempo, posticipare, provare intanto qualcos'altro, dicendosi: Chissà, non si sa mai.

Sulle confezioni di erbe e farmaci omeopatici dovrebbe essere chiaramente scritto: «Questo prodotto non ha la capacità di curare nessuna malattia e nemmeno di farvi stare meglio per nessuna ragione, anzi, se siete malati c'è il rischio che vi faccia ritardare cure efficaci». Ma non è così. Chi vende erbe e rimedi omeopatici insiste nel dire che i malati hanno il diritto di curarsi come vogliono; molti medici – non ho mai capito se in buona fede o no – stanno al gioco e la gente è confusa. Così, con la medicina alternativa si fanno guai: in Inghilterra, la metà degli omeopati suggerisce ai pazienti di non fare la vaccinazione per il morbillo, la varicella e la rosolia. E si sa di malati morti in attesa degli effetti delle cure del «nulla». È successo a ragazzi affetti da leucemia e linfoma, e capita (è capitato tante volte anche a me) di incontrare persone con malattie gravi alle quali medici alternativi hanno suggerito di sospendere terapie efficaci.

«La legge imporrebbe di dire sempre tutta la verità, anche se non vi sono speranze, ma a mio avviso c'è qualcosa di spietato e inumano in questo approccio», dice Mandelli. È proprio così. Non può esserci buona cura senza che paziente e medico stabiliscano un patto di collaborazione fondato sulla fiducia reciproca, e questa, da che mondo è mondo, si basa sulla sincerità. Patologie anche gravissime si avvantaggiano in modo determinante della partecipazione attiva del malato al suo programma di cura. Lo dimostra uno studio condotto da ricercatori canadesi, che ha preso in esame 21 pubblicazioni recenti. Se un paziente partecipa in prima persona alla terapia, è più accurato nel riportare al medico fatti o circostanze che possono risultare determinanti per la diagnosi, è più attento nell'assunzione dei farmaci e può prendere decisioni sul suo futuro o sul suo stile di vita che non prenderebbe se non sapesse tutto. E non è la sola ragione per cui il medico deve dire la verità. Deve farlo anche per il rispetto dovuto al paziente come persona. Ma come dare la notizia? In modo onesto, prima di tutto, e usando grande garbo e sensibilità, senza mai togliere la speranza.

Mettere tutto questo per iscritto è più facile che farlo davvero, anche se alcuni ci riescono. Franco Mandelli è uno di loro. Se tutti gli studenti di Medicina avessero la possibilità di leggere questo libro ne sarebbero contagiati, e per il loro futuro di medici sarebbe la miglior malattia infettiva che potrebbero contrarre.

1
Il volontariato

SENZA il volontariato, senza i volontari, nulla di quanto ho fatto, di quanto abbiamo fatto sarebbe stato possibile.

Quello che abbiamo realizzato, i malati che abbiamo aiutato: un'impresa improba, a ripensarci oggi. Una lotta quotidiana contro la burocrazia, i mille impedimenti, la mancanza di fondi, gli sperperi. Se non ci siamo fermati, se siamo andati avanti contro ogni tentazione di mollare, lo dobbiamo al sostegno di quanti – senza ricevere alcun compenso e regalandoci il loro tempo – hanno creduto nei nostri sogni e dato sostanza a progetti che sembravano utopie.

Quando abbiamo cominciato a mettere in piedi l'Ematologia di Roma, una minima parte del personale era pagata. Sembra incredibile, poiché la sanità pubblica dovrebbe farsi carico della salute di tutti, eppure è così. Non eravamo in grado di fronteggiare le esigenze che via via ci si presentavano.

Ecco perché ripeto sempre che l'AIL (Associazione italiana contro le leucemie, i linfomi e il mieloma) e i volontari hanno fatto – in senso letterale – l'Ematologia in Italia.

Quando tutto ha preso inizio, era l'epoca del Collettivo di via dei Volsci. Periodo difficile, pieno di tensioni. I più politicizzati tra gli infermieri avevano convinto i loro colleghi che avrebbero dovuto svolgere solo il turno di giorno, non più anche quello di notte. Questo significava che i malati restavano senza assistenza e qualsiasi loro necessità o emergenza non poteva essere garantita oltre un certo orario. Ci vennero in aiuto le suore – le nostre prime volontarie – che, pagate per otto ore di lavoro, ce ne regalarono molte di più a testa, in modo da poter coprire i turni di notte e non lasciare i pazienti abbandonati a se stessi.

Certo, avremmo potuto fare un ordine di servizio e obbligare gli infermieri a turnare anche di notte, ma allora il clima politico era pesantissimo. E di quel clima erano i malati, i più deboli, a fare le spese, non certo quel sistema che i più fanatici credevano di combattere. C'erano pazienti che, in quelle condizioni, non avremmo nemmeno potuto ricoverare e curare. Potemmo farlo solo grazie alle suore che, non più giovanissime, arrivavano distrutte alla fine del servizio.

La nostra prima volontaria laica, sempre in quel periodo, si chiamava Giuliana Milite, era un'impiegata che aveva un fratello ricoverato da noi. Quando si accorse che il suo congiunto spesso rimaneva solo – avevamo una suora ogni quaranta malati, una follia –, decise di assisterlo durante la notte. Il fratello di Giovanna non riuscì a guarire, morì qualche tempo dopo, ma lei – con una abnegazione incredibile – superò il dolore dedicandosi agli altri. Rimase con noi fino al compimento del settantesimo anno, senza perdere mai l'entusiasmo e la dedizione del primo giorno. Io dico sempre che ci sono volontari di prima, seconda o terza classe, dipende dallo spirito e dalla disponibilità. Ecco, lei era di prima, primissima classe. È rimasta un simbolo e un riferimento per tutti noi. Sempre pronta a dare una mano, faceva di tutto, anche le pulizie, e non si tirava mai indietro. Un altro poteva mancare, ma lei no, mai. Era una certezza, potevi contarci ed era un gran sollievo, soprattutto nei momenti più difficili.

A quel tempo, con Milite, avevamo solo il reparto al Policlinico, mentre la prima attività di day hospital veniva svolta in piccoli ambulatori, due volte la settimana. Era una situazione molto precaria, lo spazio era poco, i pazienti tanti. Ecco perché decidemmo di realizzare il primo ambulatorio di day hospital in un appartamentino che trovammo in via Lancisi.

Lì, i nostri primi volontari sono stati i medici. Già, perché ne avevamo pochi di ruolo, ossia stipendiati. Da soli non avrebbero potuto farcela. C'erano sette dottori, di cui sei donne e un uomo, iscritti alla scuola di specializzazione. Al Policlinico avevamo un ematologo che fungeva da medico di guardia solo una notte su cinque. Per il resto erano internisti, non in grado di affrontare le emergenze e i problemi del nostro reparto, non avrebbero saputo dove mettere le mani. Questi nostri sette dottori, a turno, coprivano tutte le notti, affiancando – anzi doppiando – il medico di guardia e occupandosi dei pazienti di Ematologia. Oggi ci direbbero che è illegale fare un turno senza essere autorizzati, ma allora pensavamo solo a non lasciare soli i malati. E i nostri medici facevano sacrifici enormi. Arrivavano a piedi al Policlinico dall'ambulatorio di via Lancisi alle nove di sera, al termine di una giornata di lavoro. Facevano la guardia e poi la mattina si ripresentavano in via Lancisi per ricominciare. Con salti mortali, riuscivamo ad assicurare una continuità di assistenza, ventiquattro ore su ventiquattro, sette giorni su sette.

Quello fu un periodo epico, bellissimo, contrassegnato da un grande entusiasmo. Si vedevano i primi risultati, i pazienti cominciavano a guarire, ci sentivamo pieni di energia e di speranze.

Accanto a questi sette medici c'era poi un'altra categoria di volontari, ossia i giovani laureati in Biologia, che non potevano conseguire la specializzazione in Ematologia ma ci aiutavano in via Lancisi. Si occupavano degli esami di laboratorio e furono davvero una grande risorsa. Tempo fa, in vacanza, ho incontrato una di queste biologhe, la quale mi ha detto che quelli sono stati gli anni più belli della sua vita. Ed era così per noi tutti, che sapevamo di lavorare a un grande progetto.

Sempre in quel periodo, l'Ematologia e il lavoro dei volontari cominciarono ad assumere un profilo preciso. Soprattutto a partire da un colpo di fortuna di nome Franca Moroni. Era una crocerossina diplomata che, per un voto fatto, venne a stare con noi e ci aiutò come volontaria per tutto agosto. Era una donna bellissima, piena di energia, autorevole. Alla fine del mese avrebbe dovuto andarsene, ma quando si rese conto della situazione e di quanto fosse necessaria la sua presenza, non se la sentì di lasciarci. Decise di rimanere con noi tutto l'anno e questo rappresentò una svolta. Immagino che qualcuno abbia perplessità sul fatto che una sola persona potesse essere così importante e decisiva. Eppure fu davvero così. Lei arrivava alle sette del mattino – fu una delle prime donne a Roma ad andare in motorino – e non si fermava un attimo. Ci aiutò anche a far arrivare altre crocerossine infermiere diplomate (come Maria Romana De Gasperi), per noi preziosissime.

Era una donna talmente eccezionale da mettere soggezione. Se dovessi definirla con un aggettivo userei «divina», e non esagero. Aveva la capacità di ascoltare tutti, anche le persone più semplici. Lei, con la sua cultura, sapeva adattarsi e trattare con chiunque. E riuscì anche nell'impresa, non facile, di non far entrare in competizione i volontari di RomAIL e le crocerossine, facendoli anzi agire tutti in perfetta sintonia. Quando diventò presidente di RomAIL, lavorammo a stretto contatto per portare avanti l'Ematologia. E quando si dimise – per stanchezza e forse anche perché lavorare con una persona esigente come me non è facile – fu una perdita drammatica. Nessuno fu mai più efficace di lei in quel ruolo.

Altrettanto importante è stata Alessandra Baffi, moglie di Paolo Baffi, governatore della Banca d'Italia. Il marito, ammalato di tumore, era arrivato alla fine ed era ricoverato a Villa Margherita. Ma volle comunque avere un mio parere sull'utilità di una nuova operazione, una prospettiva che non accettava. Io gli dissi che andare sotto i ferri non gli avrebbe dato un giorno di vita tranquilla in più. Con lui c'era anche la moglie, già volontaria e mia grande amica. Lui mi ascoltò e decise di non farsi operare inutilmente. La signora Baffi è stata in tutti questi anni la volontaria perfetta, attenta a tutti i bisogni di RomAIL. Un impegno costante, sempre nel ricordo del marito. Fu lei ad affiancarmi quando si pose la questione del grande contributo che la Banca d'Italia diede per il centenario della sua fondazione e che è stato utilizzato per acquistare la palazzina di via Rovigo, dove abbiamo realizzato laboratori di ricerca di altissimo livello.

Per un breve periodo ho chiesto a un caro amico, Piero D'Amelio, di affiancarmi come presidente di RomAIL. Nonostante i numerosi impegni come avvocato, ha accettato finché ho individuato un'altra persona, molto più libera da impegni professionali, la signora Maria Luisa Rossi Viganò, che era entrata nel nostro mondo dalla porta principale. Il marito, un grande scienziato, aveva un linfoma terribile. Avrebbe potuto decidere di andare negli Stati Uniti per curarsi, ma scelse di restare a Roma, dove sapeva che sarebbe stato seguito nel migliore dei modi. Era una persona eccezionale: quando era già molto malato, invece di concentrarsi su di sé, voleva sapere da me come andavano i miei progetti. Mi fece la stessa domanda un venerdì sera che andai a trovarlo, senza nemmeno lasciare che chiedessi come stava. Da lui ho imparato che il malato non vuole sapere tutto, non vuole sapere di non avere più speranze, nemmeno quando è un grande scienziato e si rende ben conto di quale sarà il decorso della sua malattia. Lui era fatto così. Quel venerdì, quando mi recai in reparto, non volle parlare di sé e mi fece invece sfogare sui miei problemi con l'Ematologia. Il giorno seguente morì. La moglie, che assisteva ai nostri colloqui, reagì alla perdita cercando di dare un senso a quel dolore e scelse di fare qualcosa per noi. Cominciò con il volontariato, poi entrò nel consiglio d'amministrazione di RomAIL e infine ne è diventata presidente.

La mia fortuna è sempre stata quella di avere al fianco persone eccezionali, di altissimo livello, vicine nei momenti di snodo della mia vita professionale, e si è sempre trattato di donne e volontarie.

Una delle persone che più mi è stata d'aiuto è la mia segretaria, Silvana Bedini, amica di famiglia, che una volta lavorava come insegnante e mi aveva dato ripetizioni di francese. Anche lei cominciò a interessarsi dell'epopea dell'Ematologia e a lavorare con noi. Si appassionò sempre di più, fino a decidere di licenziarsi per poter venire tutti i giorni. Dopo anni da volontaria, ora è dipendente dell'associazione. È la nostra memoria storica, la nostra roccia, una persona che non dice mai di no a nessuno.

Altra donna molto importante in questo percorso è stata Emanuela Zocaro, oggi responsabile del nostro ufficio stampa. Quando l'ho conosciuta, era ancora studentessa in un liceo il cui preside era il parroco di san Bellarmino. La mamma del curato aveva un mieloma e, frequentando il nostro reparto, si era accorta di quanto bisogno di aiuto avessimo. Così, senza dirmi nulla, durante una messa domenicale, il parroco rinunciò alla sua predica e mi invitò a parlare davanti a tutti per raccontare la nostra storia. Tra i fedeli che ascoltavano c'era anche Emanuela, che rimase colpita dalle mie parole. Si presentò da me insieme con altre giovanissime ragazze, decise a fare le volontarie. All'inizio lavorò come centralinista alla clinica Vernarelli e lo fece con una serietà e una dedizione commoventi. Quando qualcuno non poteva venire, lei era sempre pronta a sostituirlo. Il suo aiuto è diventato sempre più prezioso con il passare degli anni.

Ma facciamo un passo indietro e torniamo a Franca Moroni e a via Lancisi. La nostra crocerossina era infaticabile, ma non poteva occuparsi anche delle questioni burocratiche, così facemmo mille pressioni sulla direzione sanitaria del Policlinico per avere più personale al day hospital. Alla fine arrivò un'anziana suora, la quale ci fornì un aiuto fondamentale nell'amministrazione, settore che divenne cruciale nel momento in cui cominciammo ad avere una struttura vera e propria.

Nello stesso periodo, vennero a darci una mano anche i genitori di una delle prime ragazze che avevamo curato, Chiara. La mamma, Anna Maria Ricci, capì subito che avevamo un gran bisogno di sostegno. E parlo anche di sostegno economico, di quei soldi che non erano mai sufficienti. Allora la signora pensò di organizzare una cena a casa propria: invitò amici facoltosi chiedendo loro un contributo per acquistare dall'America un costosissimo macchinario che sarebbe stato prezioso per l'Ematologia. Partecipai anch'io a quella serata, cercai di spiegare l'importanza dell'investimento per aumentare le speranze di salvare vite e la necessità di fare un'offerta, perché con i fondi limitati che avevamo a disposizione non ce l'avremmo mai fatta. Ebbene, alla fine di quella serata solo una coppia tra le cinque presenti mise mano al portafoglio per un contributo. Anna Maria rimase molto delusa. Da persona generosa e madre di una figlia con la leucemia, le sembrava inconcepibile che i suoi amici si fossero rifiutati di aiutarmi dopo avere udito le mie parole. A me dispiacque per lei, ma non fui stupito, nemmeno un po'. La mia lunga esperienza mi ha insegnato che – con qualche eccezione, certo – i ricchi sono molto meno generosi dei poveri. Chi ha poco è disposto a dare quello che ha per aiutare gli altri. Chi è benestante, di solito, è anche più egoista, chiuso nel proprio benessere, indifferente ai bisogni degli altri. I genitori di Chiara pensarono allora di creare un'associazione per raccogliere fondi per l'Ematologia di Roma, ma feci notare loro che nel frattempo l'AIL aveva fondato sedi provinciali e li pregai di aiutarmi a far crescere la sezione di Roma. Anna Maria divenne presidente di RomAIL, mentre cominciavamo ad avere una struttura importante e con i fondi raccolti acquistavamo quel che serviva e che il Policlinico non ci passava.

Ci eravamo assestati su un'organizzazione e una divisione del lavoro vincenti: Moroni si occupava delle infermiere e della parte sanitaria, Ricci di quella burocratica. Fu un binomio di successo. Anche Anna Maria, come sorella Moroni, contribuì a cambiare la vita e il volto del nostro day hospital. Erano tutti volontari, nessuno pagato. E, tranne Franca Moroni, tutti parenti di un malato, persone che avevano visto la sofferenza e non se la sentivano più di girare la testa dall'altra parte, e che spesso diedero un senso al loro dolore privato aiutando gli altri.

Ci furono altri due genitori, gli architetti Mara e Paolo, che avevano un figlioletto seriamente malato: leucemia linfoide acuta. Odoardo arrivò da noi senza speranze e ne uscì guarito; oggi è un adulto e un papà felice. Mara e Paolo si resero immediatamente conto della realtà che stava prendendo forma a Roma e si misero a disposizione per gli indispensabili lavori di ristrutturazione. Anche il loro aiuto ci cambiò la vita. I due diventarono i direttori dei lavori della prima clinica di via Chieti, la Vernarelli. La palazzina doveva essere completamente rinnovata: era una mole di lavoro enorme, ma per la prima volta avevamo la possibilità di riunire reparto e day hospital in un'unica struttura. I malati aumentavano ogni giorno, insieme con le possibilità di guarirli, ma avevamo bisogno di spazio per assisterli e curarli. Abbiamo passato intere serate a casa di questi due genitori per decidere i lavori, per discutere del budget e dei tempi. Eravamo esaltati, tra noi c'era un clima trascinante e di eccezionale creatività.

Volevamo crescere, sviluppare idee. Non avevamo un soldo, la clinica era ridotta malissimo, i sotterranei erano una sorta di discarica. Rimetterla a nuovo e farne la nostra casa sembrava un compito immane ma, ancora una volta, ci venne in aiuto la generosità messa in moto dai nostri volontari. Mara e Paolo scovarono un'impresa: era diretta dall'ingegner Legrottaglie, la cui nipotina era stata in passato curata nel nostro reparto. L'ingegnere fu molto felice di mettersi a nostra disposizione e ci fece un prezzo stracciato, fuori mercato, che riuscimmo comunque a pagare dopo cinque o sei anni. Ma in meno di sette mesi i lavori erano finiti e noi potemmo entrare nella clinica Vernarelli rimessa a nuovo. Avevamo la sala operatoria, la Radiologia, un reparto per gli adulti e uno per i bambini, c'erano persino l'ufficio della direzione e una sala riunioni. Si era avverato un sogno.

Un'altra coppia di genitori volontari era quella formata dalla mamma e dal papà della nostra indimenticabile Vanessa, che ancora porto nel cuore. Quando la mia coraggiosissima Vanessa morì, sua madre morì con lei. Non aveva più voglia di vivere, andava ogni giorno al cimitero, poi tornava a casa e non usciva più. La chiamai e chiesi di parlarle. Fu un colloquio per me sconvolgente: ero di fronte a una donna che voleva solo morire. Le chiesi di aiutarci, di fare qualcosa per l'associazione, e ora lei è la vicepresidente di RomAIL. È diventata la factotum della raccolta fondi e conosce tutti i volontari che presidiano le piazze in occasione delle vendite delle stelle di Natale e delle uova di Pasqua. Questo impegno l'ha restituita alla vita e oggi è una presenza insostituibile, per quanto non se la sia mai sentita di fare la volontaria in ospedale. Anche il marito è impegnato nella raccolta fondi, è lui che ogni volta fa il giro delle piazze e raccoglie i soldi donati dalle persone.

La rete dei volontari di piazza è molto importante e siamo riusciti a mantenerla negli anni anche quando – come succede oggi – il loro numero è diminuito. Ma i nostri sono sempre lì, e quando serve chiamano a raccolta gli amici, cosicché non siamo mai sguarniti.

* * *

Tornando a via Lancisi, grazie al binomio Moroni-Ricci e al passaparola si innescò un circolo virtuoso. I volontari cominciarono ad arrivare numerosi, ognuno coinvolgeva un amico e così via, in un diffondersi di solidarietà che non ho mai più rivisto. D'altronde, stare in via Lancisi era davvero un'esperienza che ti cambiava la vita. Ti avvicinavi al dolore ma vedevi anche la speranza trasformarsi in realtà, con le guarigioni sempre più numerose. Il problema però non cambiava: il personale non era mai sufficiente per una struttura in crescita. Era il mio pensiero fisso, ne parlavo con chiunque.

Una mia cara amica, Franca Gualtieri, volle vedere di persona la situazione e rimase sconvolta dal fatto che, tra le mille cose delle quali occuparsi, non avevamo nessuno che rispondesse al telefono. Si offrì per venire un giorno la settimana ma, avendo preso a cuore il problema, si attivò per fare in modo di coprire i restanti giorni. Così, tra le sue amiche, trovò altre cinque volontarie. Loro ricordano ancora questo periodo come un momento meraviglioso della loro vita, un'esperienza irripetibile. E lo fu perché non si trattava di rispondere al telefono come se fosse un ufficio qualsiasi: da quelle chiamate poteva dipendere una vita. All'altro capo del filo c'era un malato o il parente di un malato. Si trattava di dare informazioni, di conoscere i farmaci, ma anche di offrire sostegno, ascolto. E le volontarie avevano capito così bene l'importanza di quelle telefonate che non mancavano mai. Non accettavano alcun privilegio rispetto alle altre. Ricordo che a una signora più anziana si pensò di assegnare il turno del sabato mattina, più leggero, ma lei rifiutò con sdegno. Non accettava favoritismi, voleva stare in prima linea come le altre. Rappresentavano una sicurezza, il pronto soccorso telefonico più efficiente che abbia mai visto. I malati chiamavano perché si era sparsa la voce che il nostro day hospital funzionava benissimo. Non avremmo trovato una simile disponibilità nemmeno nel personale stipendiato. Tanto che poteva succedere che un dipendente si assentasse, ma un volontario no, non mancava mai. Ed erano motivati davvero, perché noi sottolineavamo sempre i risultati del loro impegno, facendo capire quanto fosse essenziale per noi.

Del periodo di via Lancisi ricordo anche l'avvocato Ennio Parrelli, tra i fondatori del Comitato Gigi Ghirotti, dedicato a un giornalista e uomo eccezionale, morto per un linfoma. Da malato, Gigi fece il volontario, usando la sua professione per far conoscere all'opinione pubblica che cosa succedeva al Policlinico, e la situazione di precarietà in cui versava la nostra sanità. Lui, che pure aveva i mezzi per permettersi una clinica privata, scelse un ospedale pubblico e ne raccontò le miserie ma anche le eccellenze. Il comitato che si formò per onorare la sua memoria ebbe un ruolo molto importante nel raccogliere i fondi che ci permisero di crescere. L'avvocato Parrelli, che ne diventò segretario, dopo averci conosciuti per caso ci venne a trovare e quando vide quello che facevamo con pochi mezzi, decise di mettersi a disposizione. Attivò la sua rete di amicizie e fu grazie a lui che riuscimmo a far andare in porto la trattativa per l'acquisto della clinica Vernarelli.

Un'altra volontaria di cui vorrei parlare è Milla Tosi,

una mia cara amica d'infanzia di Bergamo che rividi a Roma quando vinse una cattedra di Sociologia. Appena ci ritrovammo, feci con lei quello che facevo con tutti, ossia le parlai dell'Ematologia, dei problemi che incontravamo, degli ostacoli che sembravano non finire mai. In quel periodo non avevamo un direttore sanitario. Io facevo contemporaneamente il medico, il professore, il capo del personale e il manager. Un peso insostenibile per chiunque. Lei capì le difficoltà e cominciò a darci una mano, proprio mentre stavamo per trasferirci in via Benevento. Un'estate la feci venire a casa mia a Porto Santo Stefano perché mi ero messo in testa di attivare il reparto pediatrico in via Benevento, ma – come sempre succedeva – non c'erano i soldi per la ristrutturazione. Le dissi: «Dobbiamo assolutamente farcela. I costi sono di circa 100 milioni di lire. I soldi arriveranno anche stavolta, vedrai». Lei non replicò, non mi disse che era una follia, ci rifletté un momento e poi mi rispose: «Fammici pensare sopra, ti richiamo». La sera stessa mi ritelefonò e mi disse: «Va bene, partiamo». Un mese dopo, inauguravamo il nostro reparto pediatrico ristrutturato. E, ancora una volta, non avremmo potuto fare nulla senza RomAIL.

Anche Milla lavorava tantissimo, era una persona colta, preparata, e voleva che tutto funzionasse bene. Con lei e Franca Moroni ci si vedeva una volta la settimana per pianificare il lavoro e risolvere tutte le questioni burocratiche. Purtroppo, una parte del personale cominciò a metterle i bastoni tra le ruote, non riconoscendole l'autorità necessaria per organizzare il lavoro perché era una volontaria. Alla fine fu costretta a lasciare. Credo che avrei dovuto starle più vicino, aiutarla nella difficile gestione dei rapporti con il personale, e questo rimane un mio grande rimpianto.

Un volontariato speciale l'ho incontrato con l'esperienza che ho vissuto con gli alpini. Anche quella volta, dovevamo realizzare qualcosa per migliorare l'Ematologia romana e quindi le cure per i nostri pazienti. Quando mi offrirono la possibilità di contattare l'Associazione Nazionale Alpini per ottenere un aiuto concreto, mi sembrò fantascienza: cosa c'entrano gli alpini con l'Ematologia? E soprattutto: che ci fanno gli alpini a Roma? Mi proposero una cena con loro e io accettai volentieri, anche perché speravo che la fortuna, come sempre, venisse in mio soccorso. Alla cena parteciparono i presidenti di numerose sezioni regionali, fra cui Lazio e Abruzzo, e il presidente dell'Associazione Nazionale Alpini che, guarda caso, era bergamasco come me.

Quella sera chiesi un aiuto che sembrava, a priori, impossibile da ottenere. Fra le varie urgenze della clinica, la priorità assoluta era quella di ristrutturare il pronto soccorso. Io ero preoccupato davanti all'entità dei lavori, ma il mio scetticismo iniziale svanì molto presto nel vedere la loro incredibile macchina organizzativa. Con gli alpini l'impossibile divenne possibile: reperirono i materiali, naturalmente gratis, e i lavori furono effettuati direttamente da loro che, scoprimmo, erano stati scelti in base al mestiere che svolgevano; c'erano l'ingegnere direttore dei lavori, idraulici, muratori, elettricisti eccetera. Abbiamo inaugurato con loro la nostra CasAIL Residenza Vanessa, ospitandoli durante la permanenza a Roma. Nonostante la ristrutturazione in corso, gli alpini avevano ricavato non solo le stanze per dormire ma anche una sala per pranzare tutti insieme con grande allegria, anche perché non mancava mai il buon vino.

Al termine della loro opera, ci hanno lasciato come ricordo la loro splendida amicizia, creando un rapporto di forte empatia non solo con i pazienti e i loro parenti ma anche con il personale. Come noi gioivano per i successi terapeutici, e come noi soffrivano quando il lieto fine non arrivava.

Gli anni della nascita dell'Ematologia a Roma sono stati grandiosi, l'ho detto. Anni irripetibili, che hanno scritto una pagina di storia. E oggi? Oggi non c'è più lo spirito di una volta, non posso negarlo. I volontari sono diminuiti, soprattutto mancano i giovani. Forse è vero che questo è un momento storico che non invoglia all'idealismo, al sacrificio del proprio tempo per gli altri.

Eppure, qualche segnale c'è. Abbiamo il Giovane Volo di Speranza, un gruppo di giovani che collabora con RomAIL e che mi dà davvero grandi soddisfazioni, facendomi ben sperare per il futuro. Sono tutti studenti o neolaureati che all'inizio si sono dedicati all'organizzazione di spettacoli per la raccolta fondi. Poi hanno dato vita a vari progetti e sono stati molto attivi soprattutto sul fronte della raccolta del sangue, facendo campagne di sensibilizzazione in collaborazione con l'AVIS. Danno anche una mano nella Residenza Vanessa. Infine, prestano assistenza domiciliare ai malati ematologici, un'attività alla quale tengo molto perché può davvero contribuire a cambiare la qualità di vita dei pazienti e delle loro famiglie.

Io spero che il numero dei giovani impegnati nel volontariato aumenti, che il volontariato cresca. Non è una scelta facile, lo so. Per decidere di aiutare gli altri e poi farlo bene, con serietà e costanza, occorrono impegno, determinazione, umiltà, gioia nel dare. Un volontario non chiede che cosa c'è da fare, si mette a disposizione. Non si deve chiedere, si deve dare. Non ci sono ferie né permessi. Se uno di loro manca, un turno salta. Un volontario vero non fa una prova per vedere come va, se il settore che ha scelto fa per lui. Trova subito il proprio posto e la propria occupazione.

Certo, i volontari vanno motivati. Io l'ho fatto, ma mi rammarico di avere trascurato un po' questo aspetto da quando non sono più il direttore dell'Ematologia. Una volta era più facile: oggi ci sono troppi ostacoli burocratici per il loro utilizzo, e forse questo è uno dei motivi per cui sono in calo. Ma quale che sia la ragione di tale declino, occorre invertire questa rotta che ci porta all'indifferenza. I tagli alla sanità sono sempre più pesanti, non possiamo farcela senza l'aiuto di chi è disposto a donare un po' del proprio tempo a chi è meno fortunato.

C'è così tanto da fare. E allora diventate volontari e fatelo con orgoglio. Ne guadagnerà la vita degli altri, ma anche e soprattutto la vostra.

2

L'assistenza domiciliare

Il primo, lo ricordo come se fosse ieri.

Era un bambino, si chiamava Mirko. Le sue condizioni – leucemia acuta – erano disperate, non c'era più nulla che potessimo fare per lui.

La sua mamma, che era a conoscenza della situazione clinica, venne da me con un desiderio. Di lì a poco, il suo bimbo avrebbe compiuto gli anni. Nonostante fosse un pensiero insostenibile, straziante, lei dentro di sé sapeva che quello sarebbe stato il suo ultimo compleanno. Voleva che Mirko lo festeggiasse, che per un giorno potesse avere una parvenza di normalità, giocare con i suoi amici, ricevere i regali, spegnere le candeline. Voleva che il bambino avesse la sua festicciola in reparto e che gli amichetti di scuola potessero entrare e festeggiare con lui.

Le dissi subito di sì e lei tornò da Mirko contenta, pronta a fargli una sorpresa. Ma io continuai a riflettere su quel sì detto d'impulso. Forse potevamo fare di più, pensai, rendere quel giorno ancora più speciale. Così, qualche ora dopo, la sorpresa che il bimbo ricevette fu maggiore. Sì, perché andai dalla mamma e le dissi: «Signora, ci ho ripensato. Festeggiate il compleanno, ma a casa». Lei mi guardò come se non avesse capito, sospesa tra la gioia e il timore. «Ma è grave», mi disse, «come faccio a riportarlo a casa in queste condizioni?» La rassicurai: «Non si preoccupi. Lo rimandiamo a casa ma non sarete soli. Con voi ci saranno il medico e l'infermiere che lo hanno curato a Ematologia, penseranno a tutto loro. Lei prepari la festa».

E così facemmo, organizzando il trasferimento prima di sera. Dopo tanto tempo, Mirko passò la notte nel suo letto e il giorno dopo ci fu la festa di compleanno. Arrivarono i parenti e i compagni di scuola, ci furono i giochi, i regali e la torta. Era così felice che sembrava stesse meglio, riuscì persino – nonostante la debolezza – a spegnere le candeline da solo, applaudito da tutti. La mamma e il papà erano accanto a lui, non volevano perdere nemmeno un attimo di quel pomeriggio in cui la vita tornava per una volta a essere diversa dalla routine ospedaliera alla quale erano costretti da troppo tempo.

Eravamo riusciti a regalare a quella famiglia una tregua di serenità, senza pensare al dopo. Purtroppo, però, la malattia era ormai in fase molto avanzata: il giorno dopo la festa, Mirko ebbe un nuovo peggioramento e morì. Ma sereno, nel suo letto, circondato dai suoi cari.

Quella storia ha aperto la strada verso l'assistenza domiciliare, all'inizio soprattutto pediatrica, grazie a una delle mie allieve, la bravissima dottoressa Maria Luisa Moleti. Abbiamo dato sostanza a un diritto, quello di rimanere in ospedale il meno possibile e di tornare agli affetti e al calore della propria casa, continuando nel contempo a ricevere le stesse cure.

Mirko è stato il primo. Era l'estate 1993. Da allora ne abbiamo fatta tanta, di strada insieme.

«Professore, quando posso tornare a casa?»

Quante volte mi sono sentito fare questa domanda? Talmente tante da avere perso il conto.

Succede a ogni medico: sappiamo che prima o poi arriva il momento in cui il paziente ci chiederà di poter lasciare l'ospedale, di rientrare nella propria casa, in famiglia. Perché nessun ospedale, nemmeno il più efficiente e moderno, sarà mai una casa. Di questo sono sempre stato fermamente convinto, ecco perché ho cercato di fare in modo che l'assistenza domiciliare diventasse un'opportunità la più ampia possibile, anche quando sembrava ancora un'utopia.

Molto tempo fa ebbi una lunga discussione con un famoso e apprezzato oncologo. Sosteneva che il nostro obiettivo dovrebbe essere quello di arrivare ad avere ospedali comodi come alberghi di lusso, cliniche a cinque stelle dove i malati possano essere curati con tutto il comfort possibile. Ma nessun hotel, per quanto splendido, sarà mai come casa propria. Non sono il lusso o una struttura moderna a fare la differenza, ma il calore, il conforto, quella sensazione di ritorno – anche momentaneo – alla tua vita di prima che solo il rientro nell'ambiente famigliare può darti.

Ecco, nella mia esperienza, che cosa fa la differenza nel difficile percorso attraverso la malattia.

Pensate solo al cibo, al piacere di mangiare. Al di là della qualità, in ospedale è impossibile farlo con gusto perché l'odore delle pietanze si confonde con quello dei medicinali e alla fine ti nausea, ti fa passare la voglia di nutrirti. L'odore del disinfettante, delle medicine, ti rimane nelle narici tutto il giorno, ti impregna i vestiti, lo senti sempre con te, e non ti abitui mai. E gli orari dei pasti non sono mai quelli che siamo abituati ad avere nella vita di tutti i giorni, si è costretti a pranzare e a cenare presto, troppo presto. E poi ci sono le visite dei medici, degli infermieri, cosicché il riposo non ha mai la qualità e la tranquillità che sarebbero necessarie per recuperare le forze.

Insomma, noi medici dobbiamo sempre cercare, ovviamente nei limiti entro i quali la situazione clinica lo permetta, di rispondere sì alla domanda: «Posso tornare a casa?»

Ci sono due tipi di problemi collegati all'assistenza domiciliare: il primo è quello di avere una casa adatta, il secondo – importantissimo – di garantire la continuità delle cure che il paziente riceve in ospedale. Il malato non deve essere o sentirsi, in nessun momento, abbandonato. Dobbiamo avere la garanzia che, una volta dimesso e tornato a casa, riceva lo stesso livello costante di assistenza affinché il suo percorso terapeutico non venga compromesso.

Fin da subito, nella mia esperienza, si presentò la questione dei pazienti che non erano residenti a Roma, privi dunque di un alloggio dove continuare a essere curati da noi, e lo stesso problema riguardava anche i famigliari che li accompagnavano per un controllo. Ricordo con tanta tenerezza il papà di uno dei primi bambini guariti dalla leucemia. Abitavano in Sicilia e ogni volta che venivano a Roma per i controlli, dovevano affrontare un lungo tragitto in treno. Il padre viaggiava tutta la notte in modo da poter essere in ospedale la mattina presto, con le due casse di arance che ci portava per sdebitarsi, a suo dire, per l'assistenza che il figlio riceveva gratuitamente. Poi, una volta fatte tutte le analisi e le terapie, riprendeva il treno per tornare in Sicilia. Senza un attimo di riposo, senza la possibilità di recuperare le ore di sonno perse, in quanto doveva assistere suo figlio nel tragitto.

E che dire dei tanti famigliari di pazienti che passavano le notti in macchina perché non potevano permettersi un albergo o l'affitto di un appartamento? Sembra incredibile, e soprattutto ingiusto, ma la sanità pubblica non si preoccupava di queste esigenze. Dovevamo farlo noi. Così, con il primo day hospital che abbiamo creato a Roma, in via Lancisi, abbiamo pensato di dare alloggio a chi non era residente.

Non abbiamo chiesto chi poteva permettersi un albergo, l'offerta non distingueva tra chi era benestante e chi no. Abbiamo così scoperto che spesso chi arrivava con belle auto, ed evidentemente poteva permettersi una stanza in hotel, chiedeva di essere ospitato, mentre i più poveri non chiedevano mai nulla. Ho sempre visto grande dignità e orgoglio nelle persone meno abbienti.

Vicino al day hospital c'era dunque un appartamento dove ospitavamo i malati. Era un'impresa audace per l'epoca, ma purtroppo destinata a fallire: troppe difficoltà nell'organizzare il soggiorno, troppo poche le stanze. Ma quell'esperimento fu comunque importantissimo, una sorta di prova generale per quello che avevamo in mente: un posto dove far alloggiare i pazienti e poterli avere vicini, per ogni evenienza.

Dopo molti tentativi e vicissitudini, finalmente ce l'abbiamo fatta e il 3 luglio 1995 abbiamo inaugurato la Residenza Vanessa, dal nome di una delle pazienti che più ho amato.

Quando l'ho conosciuta, Vanessa era una tredicenne dolce, allegra, solare. Per otto anni ha combattuto come una leonessa contro la leucemia mieloide cronica (LMC) che l'aveva colpita, senza mai perdere la voglia di vivere e di aiutare gli altri. A lei, con cui avevo un rapporto speciale, avevo confidato il mio progetto – che allora pareva un'utopia e nulla più – di trovare una casa per ospitare i pazienti e i loro famigliari venuti da altre parti d'Italia per farsi curare da noi. Vanessa si era subito entusiasmata: «Io sono fortunata, abito a Roma, dopo le terapie posso tornare a casa mia. Loro no! I miei genitori sanno che cosa vuol dire essere in una città dove non c'è casa, da quando sono stata ricoverata a Perugia per il trapianto di midollo. Quindi, prof, deve assolutamente trovarla, questa casa per tutti».

Vanessa ci ha lasciato in una fredda alba del 10 marzo 1992. Io non ho mai dimenticato né lei né il suo incoraggiamento, la sua lezione di generosità. Ecco perché ho voluto dare il suo nome a quella «casa per tutti» che infine siamo riusciti ad acquistare, attraverso l'impegno di RomAIL, le donazioni e il generoso aiuto di Cesare Geronzi della

Banca di Roma. Dal 1995 a oggi, in quella palazzina di tre piani in via Forlì a due passi dal centro di Ematologia, sono stati ospitati centinaia di pazienti e i loro famigliari.

Un miracolo quotidiano reso possibile dall'impegno dei nostri meravigliosi volontari.

Quando cominciammo a pensare all'assistenza domiciliare, oltre al serio problema dei costi spesso insostenibili per i malati, ci trovammo ad affrontare una serie di difficoltà. Innanzitutto, chi poteva lasciare l'ospedale e tornare a casa? La risposta fu obbligata: chi aveva una abitazione confortevole – anche di una comodità essenziale – e un parente disponibile all'accudimento. Noi non potevamo garantire un medico o un infermiere a tempo pieno. Doveva necessariamente essere presente un famigliare o anche un amico, comunque qualcuno disposto a prendersi cura del paziente. Senza questo requisito fondamentale, l'assistenza è impossibile.

Poi serve il personale adatto. L'assistenza domiciliare richiede figure professionali ad hoc. Assistere un malato, anche grave, a casa non è la stessa cosa che farlo in ospedale. Ti trovi ad affrontare condizioni diverse, con differenti gradi di difficoltà. In clinica hai una sorta di rete di protezione che ti viene dall'operare circondato da colleghi pronti a intervenire nel caso tu abbia un dubbio. A casa sei da solo. Devi essere in grado di agire in autonomia di fronte a un'emergenza, di qualunque tipo. Devi prendere decisioni rapide, rassicurare il paziente e la sua famiglia.

Loro sono nelle tue mani, si fidano di te, e devi fare in modo che quella fiducia non vacilli. Ci vogliono lucidità e sangue freddo.

Non è da tutti, e non tutti possono farlo. Il carico emotivo dell'assistenza domiciliare è diverso da quello che si sostiene in ospedale. Se assisti un paziente a casa, entri a far parte della sua vita. Con il tempo, acquisisci consuetudine con lui e con i famigliari, diventi un riferimento e un sostegno per loro. Il rapporto che si crea è molto importante, ci vogliono grande umanità ed empatia. In compenso, vieni ripagato dalla possibilità di vivere esperienze incredibili da un punto di vista umano, che ti segnano e arricchiscono, facendoti capire quanta dignità e quanto coraggio possano esserci anche nella più dura delle malattie, persino in quella dove non c'è spazio per un lieto fine.

Negli anni, ho visto medici e infermieri fare cose straordinarie, impegnarsi con una dedizione e uno spirito di sacrificio eccezionali. Sto parlando di persone che la sera, dopo un'intera giornata in reparto, invece di andare a casa correvano dai malati, sempre con un sorriso e una parola di conforto. Ma è un lavoro che va retribuito, e il costo del personale è una delle voci più pesanti in questo progetto.

Poi c'è il capitolo del rapporto con i medici di famiglia che – insieme con i parenti, lo specialista e gli infermieri – sono coinvolti in prima persona nell'assistenza domiciliare. Devono esserci un costante scambio di informazioni e una condivisione del percorso terapeutico, in modo da assicurare al paziente la continuità nelle cure. I medici di famiglia, che sono un riferimento per la prescrizione di farmaci e per i piccoli problemi di ogni giorno, devono essere informati sulle condizioni dei loro assistiti in cura per un cancro ed essere disposti a collaborare, anche aggiornandosi.

Dai primi e difficili passi, l'assistenza domiciliare ha conosciuto uno sviluppo che allora – quando cominciammo a pensarci – non avremmo potuto immaginare. A quel primo paziente, il piccolo Mirko, altri ne seguirono. Passammo dagli undici del 1993 ai novanta del 1996. Un numero davvero alto, tanto che nel 1997 l'allora direttore generale del Policlinico, Riccardo Fatarella, decise di concedere agli infermieri l'autorizzazione a operare nell'assistenza domiciliare. Un passo importante, visto che nei quattro anni precedenti medici e infermieri andavano nelle case dei malati a prestare la propria opera privi perfino di un semplice permesso. E dopo la prima autorizzazione, nel 2000 arrivò finalmente anche quella della Farmacia generale del Policlinico a utilizzare farmaci e presidii per le cure domiciliari, mentre prima serviva il mio permesso. Ancora, nel 2003, grazie al personale impegno della nostra ematologa e psichiatra Anna Maria De Luca, l'associazione Aquiro ha impostato una collaborazione molto proficua con RomAIL, assegnando uno psicologo e un assistente sociale al servizio.

In questi anni abbiamo fatto un percorso di crescita molto importante e, sulla base delle esperienze via via accumulate, ci siamo resi conto di come molti pazienti ematologici potessero essere seguiti a casa, senza alcun danno e anzi con molti benefici per il loro morale. Certo, condizione necessaria era che il personale fosse in grado di muoversi con perizia nel settore dell'Ematologia, che avesse consuetudine con questo tipo particolare di pazienti, magari avendoli già incontrati durante il periodo di ricovero o in day hospital. Occorre intervenire ventiquattro ore su ventiquattro, sette giorni su sette. Non ci sono orari, non ci sono ferie.

Dal 2006, grazie anche al rilancio delle attività di cure domiciliari erogate presso l'Ematologia dell'Ospedale Sant'Eugenio e sostenute economicamente prima dall'Associazione Giuseppe Papa Home Care, e attualmente da RomAIL, il dialogo tra le diverse istituzioni ematologiche romane ha posto le basi per il superamento di divisioni storiche, consentendo di inquadrare la gestione del paziente ematologico nel luogo dove si svolge la sua vita e non più nel centro di cura. Da questi presupposti nasce la realizzazione dell'Ospedale Ematologico Domiciliare RomAIL Giuseppe Papa, con un'assistenza svolta in modo continuativo e strutturato, prevedendo modalità di intervento diverse sulla base della tipologia clinica, della patologia di base, della fase della malattia e delle necessità terapeutiche. Importante è il profilo psicosociale del paziente, comprendente età, sesso, grado di istruzione.

Ma vengono considerati fondamentali la capacità e la possibilità di presenza, e quindi di assistenza, da parte dei famigliari, che diventano i referenti fondamentali dei sanitari. Le attività hanno visto fin dall'inizio una strettissima collaborazione tra i due team operanti sotto la responsabilità del dottor Claudio Cartoni con la collaborazione del dottor Gregorio Brunetti presso il Policlinico Umberto I, e del dottor Pasquale Niscola all'Ospedale Sant'Eugenio. A questi due gruppi si è aggiunto da alcuni mesi quello dell'Ematologia dell'Ospedale San Giovanni, coordinato dal dottor Bartolini, e ancora più recentemente quello del San Camillo.

Tutte le Ematologie di Roma, escluse quelle, autonome, del Policlinico Gemelli e del Bambino Gesù, rientrano in questo piano di assistenza a domicilio. Le richieste dei vari istituti di cura vengono indirizzate a un'unica centrale, dove un team di medici e infermieri le valuta per poi gestire l'assistenza. Così, grazie a questa integrazione sul territorio, siamo in grado di coprire l'intera città di Roma, nonché un raggio di quindici chilometri al di fuori del Grande Raccordo Anulare, intervenendo con tempestività, tutti i giorni e a qualsiasi ora. Siamo riusciti a creare una rete di protezione intorno al malato, che viene affidato, previo colloquio con medici e famigliari circa il percorso terapeutico da seguire, al gruppo che opera nella sua zona.

Ma non ci fermiamo lì. Il paziente viene accompagnato nel percorso dall'interazione di tutti i soggetti coinvolti. Nessun filo viene spezzato. Anche se non si trova vicino al suo quartiere di residenza, il malato è comunque seguito, oltre che dal team di zona, anche dal proprio centro ospedaliero, perché solo così la continuità delle cure può essere assicurata.

Tutti mobilitati, dunque, per un ritorno a casa che può davvero riguardare un gran numero di casi. Possono essere curati a domicilio malati di ogni tipologia, dai cronici a quelli in fase avanzata e ormai refrattari alle terapie. Sempre con lo stesso scopo: migliorare la qualità di vita. Si possono seguire a casa anche pazienti con patologie acute come le leucemie o i linfomi aggressivi, e persino i malati sottoposti a trapianti di cellule staminali, per i quali si accorciano così i tempi di dimissione dall'ospedale. A casa – lo abbiamo sperimentato con successo – si possono eseguire anche prestazioni di elevato contenuto tecnico-sanitario, come le antibiotico-terapie per via endovenosa, le chemioterapie e le trasfusioni di globuli rossi e piastrine.

Un successo fatto di numeri: dal 2006 a oggi abbiamo seguito oltre 1.000 pazienti residenti a Roma e nell'hinterland; abbiamo effettuato oltre 20.000 visite per assistenza domiciliare e 5.000 trasfusioni di globuli rossi e piastrine. Il tutto con costi altissimi che, fino a tutto il 2009, sono stati coperti da RomAIL, a dimostrazione di quanto prezioso e insostituibile sia il ruolo dei nostri volontari nel raccogliere fondi. E di quanto ancora e sempre avremo bisogno della loro e della vostra generosità per continuare a lottare e vincere la nostra battaglia.

Ma l'assistenza domiciliare è ancora troppo poco diffusa. Pur avendo fatto progressi enormi, il potenziale di sviluppo di quella che potremmo definire una forma evoluta di welfare è ancora tutto da scoprire.

Servono soldi. Servono investimenti. Serve lungimiranza. A maggior ragione in un momento, come questo, di crisi economica strutturale e dunque di necessità di razionalizzare la spesa pubblica. Si parla tanto di spending review, ma non si considera che l'assistenza domiciliare conviene. Certo, la sanità pubblica che ha in carico la vita delle persone non dovrebbe ragionare secondo criteri di mera convenienza economica. Ma tant'è: in questo caso parliamo anche di un risparmio vero, consistente, per le casse dello Stato.

Se l'ospedale – e ora parlo dei malati ematologici – non è più l'unico luogo di cura e gestione del paziente, ma diventa il riferimento d'elezione per le terapie più complesse, liberiamo risorse, non solo posti letto. Se spostiamo sull'assistenza domiciliare tutto ciò che può tranquillamente essere gestito da personale specializzato, se portiamo l'ospedale a casa dei malati, facciamo un'operazione di risparmio e razionalizzazione con la quale nessun taglio lineare potrà mai competere.

Non sono solo parole o buoni propositi. Sono fatti, supportati da numeri: quelli di uno studio pubblicato su *Il Sole 24 Ore Sanità* del 31 maggio-6 giugno 2011. Per questa indagine sul campo abbiamo preso in considerazione 119 malati clinicamente stabili che avrebbero potuto essere curati sia in ospedale sia a domicilio. Li abbiamo divisi in due categorie: da un lato, pazienti acuti con malattie curabili, che si potevano portare alla guarigione o a una maggiore sopravvivenza; nel secondo gruppo, malati in fase terminale, ai quali si cercava di garantire un miglioramento della qualità di vita. Da questo studio comparato abbiamo tratto informazioni preziose. Per esempio, in ospedale sono stati ricoverati più pazienti acuti e a casa più terminali.

Dato importante e decisivo per chi volesse ragionare in un'ottica di convenienza economica, la spesa a carico del sistema sanitario è di circa tre volte maggiore nel paziente ospedalizzato rispetto a quello curato a casa. Il che si traduce in un risparmio di circa 3.000 euro per assistito ogni settimana.

Ancora, da un punto di vista strettamente medico, la percentuale di infezioni che hanno colpito i pazienti curati a casa è stata di gran lunga inferiore a quella registrata in ospedale. Infine, questione per me cruciale, c'è il risvolto umano di questo studio, che misura l'effetto dell'assistenza domiciliare sui pazienti e sui loro famigliari. Loro si sono detti soddisfatti e grati del miglioramento della qualità di vita, e ciò deve spingerci ad andare avanti perché la medicina e la sanità pubblica tengano conto anche e soprattutto delle esigenze dei pazienti.

Ma c'è un altro aspetto sul quale bisogna lavorare: l'enorme divario ancora esistente tra Nord e Sud Italia. Lo riscontriamo noi attraverso le sezioni AIL distribuite nel nostro Paese grazie – sempre – al lavoro dei volontari, ma lo dice anche l'ultimo rapporto di Cittadinanzattiva-Tribunale dei diritti del malato, presentato a Roma l'8 maggio 2013. Il rapporto fa il punto sul federalismo sanitario e prende in esame diversi profili di servizi offerti: dalla somministrazione dei vaccini alla fecondazione assistita, al parto indolore, alle cure per il cancro, all'assistenza domiciliare. Per concludere, sulla base delle cifre e non di semplici osservazioni o buon senso, che l'Italia è spaccata in due e chi ha un tumore fugge dal Sud, dove il livello di cure tende a essere più basso e l'assistenza domiciliare è un miraggio.

E questo è inaccettabile. L'Italia è una, non due, né

tanto meno può essere frammentata in ventuno staterelli che fanno la fortuna o la sfortuna di chi si ammala. Tutti hanno diritto di essere curati nel migliore dei modi possibili, dalla Valle d'Aosta alla Sicilia, e non può certo essere la geografia a fare la differenza.

Infine, voglio parlare di un tema che fin qui ho solo sfiorato ma mi sta molto a cuore, perché dà a sua volta la misura del bisogno di umanità che spesso non riusciamo a soddisfare per colpa della burocrazia. C'è il diritto a essere assistiti in casa quando la malattia ha un decorso favorevole, ma lo stesso diritto esiste anche quando non ci sono più margini di speranza, quando non ti aspetti più di guarire e vuoi solo passare il tempo che ti rimane fuori dell'ospedale, a casa, con la tua famiglia.

E quel tempo che resta, il paziente ha il diritto di trascorrerlo al meglio, pur nella certezza di una prognosi infausta. L'assistenza domiciliare deve migliorare la qualità di vita, accompagnare il malato e i suoi famigliari verso un epilogo che sia il più sereno possibile.

Voglio condividere con voi una lettera che mi ha scritto Raffaella. Subito dopo la morte del marito, ha sentito l'urgenza di testimoniare quanto avesse significato per lei e per il coniuge il fatto di trascorrere l'ultimo periodo insieme nella loro casa, assistiti dai suoi medici:

> Sono la moglie di un malato di leucemia linfatica cronica deceduto dopo circa sette anni di tremenda

malattia. Dopo una delle sue frequenti crisi, ci è stata offerta la possibilità, da parte del suo centro, di usufruire dell'assistenza domiciliare, che ho accettato sebbene inizialmente con qualche perplessità.

Mio marito non era più in grado di affrontare le lunghe file o le attese che purtroppo sono necessarie per poter fare le terapie e le visite presso il centro.

L'assistenza domiciliare ha reso sicuramente gli ultimi mesi di vita di mio marito meno dolorosi. Medici e infermieri, con professionalità e con tanta umanità, lo hanno assistito in qualsiasi giorno e ora fossi costretta a chiamarli. Ho avuto la possibilità di curare mio marito in casa nostra, vicina a lui in ogni momento del giorno e della notte, pronta a soddisfare qualunque suo desiderio.

Si è sentito sicuramente malato, forse vicino alla morte, circondato però dall'affetto e dalla presenza dei suoi famigliari, che in un ospedale, per quanto efficiente e funzionale, non avrebbe mai potuto avere.

Le scrivo per esprimerle tutta la mia gratitudine per quanto lei e i suoi collaboratori avete fatto per mio marito in questi sette anni di malattia, ma anche per testimoniarle e, se mai ce ne fosse bisogno, per testimoniare a chi ha il dovere delle scelte, la validità dell'assistenza domiciliare per i malati terminali. È una strada da percorrere, magari arricchita da nuove figure professionali, per alleviare la sofferenza di tante famiglie nelle mie condizioni.

Abbiamo il dovere, noi medici e le istituzioni, di attenuare le sofferenze dei malati e delle loro famiglie. Di rendere sempre più umano il nostro lavoro, di non far sentire abbandonati a se stessi i malati, anche quando la nostra scienza è costretta a capitolare.

Ecco che cosa ci hanno scritto i genitori di Bruno, affetto da leucemia acuta e assistito fino all'ultimo a casa, dai medici e dagli infermieri di RomAIL:

> Come dimenticare che negli ultimi giorni, consapevoli dell'inevitabile, ci avete concesso di vivere nell'intimità della famiglia la fine di quel calvario iniziato due anni e mezzo fa per il nostro adorato figlio Bruno...

Morire in casa, nel proprio letto, circondati da volti amati e da loro vegliati. Senza lo strazio e il gelo della camera mortuaria, ricomposti con amore da mani amiche.

Questo ci dice questa bellissima lettera, scritta dalla signora Marcella:

> Anche se la fiducia e la speranza di poter salvare Bertrando non mi avevano mai abbandonato, la situazione poi purtroppo è improvvisamente precipitata, malgrado gli sforzi, le cure e soprattutto l'assistenza commovente di tutti, medici e infermieri, che non potremo mai dimenticare. Lui era simpatico e si faceva amare, ma loro sono stati straordinari. In modo particolare, mi ha colpito l'assistenza che si è protratta sino alla fine, quando ormai non c'era più niente da fare, che ha permesso al mio Bertrando di morire in casa propria, circondato dall'affetto della famiglia, curato e vegliato fino all'ultimo.

Com'è dolce morire a casa, abbiamo pensato. Oggi è così raro, anche quando sarebbe possibile: ho visto mia madre chiusa in una specie di cella frigorifera senza la possibilità di vegliarla la notte, e così purtroppo a suo tempo mio padre. Invece, avere avuto mio marito vicino sino alla fine mi ha talmente commosso che vorrei tanto poter fare qualcosa, qualsiasi cosa, per incentivare e rendere possibile questo tipo di assistenza a domicilio per tutti, così preziosa e importante ma finora, mi sembra, soltanto volontaria.

Com'è dolce morire a casa. E com'è terribile e disumana una camera mortuaria.

Anche questa è una bella battaglia da fare.

3
Il fumo

C'È un compito che considero prioritario come medico e come scienziato: quello della lotta al fumo.

Il fumo uccide. Non c'è più alcun dubbio. È un'evidenza scientifica e statistica che non ammette margini di discussione: ogni sigaretta accorcia di cinque minuti la vita.

Ecco perché è inaccettabile che tante persone muoiano perché si rifiutano di smettere di fumare. Non solo le sigarette uccidono, ma portano con sé tante atroci sofferenze, come nel caso dei tumori dovuti al fumo. È un prezzo troppo alto da pagare.

È una battaglia, questa, che combatto in prima linea, consapevole sia della sua importanza sia, da ex fumatore, delle difficoltà che la accompagnano. Già dalla prima visita, cerco di far capire ai fumatori l'enorme impatto che le sigarette hanno sull'origine e sul decorso della loro malattia. Sottolineo le responsabilità che – con il fumo passivo – si assumono nei confronti delle persone che si hanno intorno.

Io stesso sono stato un fumatore accanito, perciò so bene di che cosa parlo. Arrivavo a trenta sigarette al giorno, ancora ignaro del rischio di cancro collegato al fumo, che tanti anni fa non si conosceva. Allora ero un giovane medico, insegnavo e seguivo le prove degli studenti. Le sigarette erano permesse ovunque, si fumava dappertutto senza problemi. Ricordo bene che, con il mio professore, facevamo gli esami con la sigaretta accesa. Si fumava in macchina, al cinema, persino – cosa oggi per fortuna impensabile – nelle corsie degli ospedali.

Come spesso succede, la mia carriera di fumatore cominciò tardi, dopo la laurea, emulando gli amici. Iniziai per gioco, convinto, come lo sono tutti, che avrei potuto smettere appena avessi deciso di farlo.

Non fu così. Non è mai così. Quando restavo senza sigarette, mi sembrava di impazzire. La mia dipendenza era assoluta. Ricordo come fosse oggi la ricerca affannosa di un tabaccaio. Una volta feci ben trenta chilometri in macchina, noncurante di quanto fosse sconveniente o stupido tutto quel girovagare in cerca di un bar aperto.

Come ho detto, all'epoca dei miei primi passi da medico ancora nulla si sapeva del legame tra il fumo e i tumori. Sapevo però molto bene che il fumo facilitava le infiammazioni respiratorie, le bronchiti, le laringiti, insomma tutti quei problemi che mi portavo dietro durante l'inverno. Mia moglie non fumava, anzi, mi pregava di smettere. Pure mio padre non era un fumatore e odiava quel vizio, anche perché mia madre fumava come due turchi. Ricordo che riusciva ad accendere anche due sigarette per volta, una in bocca e l'altra dimenticata nel portacenere. Memore di questo, avevo deciso di non farlo mai in casa, visto che avevo un figlio piccolo. Ma era una differenza da nulla, un alibi, dato che con le mie trenta sigarette al giorno riuscivo comunque a intossicare chiunque mi fosse accanto.

Desideravo smettere e a volte ci provavo. In vacanza, per esempio, riducevo almeno la quantità. Stabilivo una tabella di consumo: una sigaretta ogni tot ore. Peccato che passassi il mio tempo a guardare l'orologio, aspettando che arrivasse l'ora X per poter fumare in pace.

Ero consapevole di avere un problema, ma sapevo anche che ancor più importante e grave della mia era la situazione di mia madre. Dovevo assolutamente riuscire a farla smettere, anche perché tre suoi fratelli erano morti per problemi cardiaci. Non poteva più continuare così. Decisi di fare leva sull'amore filiale e le lanciai questa sfida: se lei avesse chiuso con le sigarette, l'avrei fatto anch'io. Ci avremmo guadagnato entrambi. La mamma smise, ma non per quella sfida con me. Viveva a Bergamo da sola, un giorno cadde e si ruppe tre costole. In quelle condizioni era impossibile che continuasse a fumare, ogni colpo di tosse era una tortura insopportabile. Non aveva molta scelta, ma ne approfittò per dare una spinta anche a me. Mi telefonò e mi disse: «Ho deciso di seguire il tuo consiglio, ho smesso. Ora però tocca a te».

Dovetti darle ragione, non potevo venir meno al nostro patto e ormai ero fin troppo consapevole dei danni che facevo alla mia salute. Così decisi che avrei smesso. Di colpo e per sempre. Sì, da un giorno all'altro, era inutile perdere altro tempo.

Allora, come dicevo, non esisteva il divieto nei cinema.

Era un sogno, stavi lì a rilassarti con la tranquillità di poter fumare senza essere disturbato. Decisi di mettermi alla prova. Se avessi resistito per tutta la durata di un film senza mai accendermi una sigaretta, allora mi sarei potuto considerare guarito e non sarei più tornato al mio vizio. Quelle due ore trascorse nel buio della sala furono le più lunghe della mia vita. Un incubo: non so più nemmeno quale fosse il film, pensavo solo a resistere alla tentazione, a rimanere inchiodato a quella poltrona senza fumare. Ce la feci, e da allora, e sono passati più di quarant'anni, non ho mai più toccato una sigaretta.

Voglio però sottolineare che si trattò di un'impresa tutt'altro che semplice, anzi, fu piuttosto burrascosa. Nei primi due anni fu una lotta quotidiana contro il desiderio sempre presente di accendere una sigaretta, di fare anche solo un tiro. Una voglia che in momenti particolari – la mattina dopo il caffè o la sera davanti alla TV – diventava una vera e propria ossessione. È stato molto difficile, ma da allora ho cambiato vita. Ho detto addio ai problemi respiratori, anche nei mesi più umidi e freddi, e la mia salute è migliorata. Non tutti i fumatori che decidono di smettere hanno fatto la mia stessa fatica, ognuno fa storia a sé, ma io mi sento vicino a chiunque cerchi di liberarsi da questo terribile vizio.

La vicenda di mia madre purtroppo non andò a finire come avevo sperato. Guarì dalle fratture che l'avevano tenuta lontana dalle sigarette, e il desiderio di fumare fu più forte di lei. Il fatto che fosse una donna intelligente e consapevole dei rischi ai quali si esponeva non fece alcuna differenza. Ricominciò come prima, tenendomelo nascosto per la vergogna. Quando veniva in visita da noi a Roma, si sentiva una sorvegliata speciale. Mio figlio, che era ancora un bambino, mi diceva: «Papà, la nonna fuma di nascosto». A Bergamo, a casa sua, si sentiva libera di farlo quanto voleva, anche fino a sera inoltrata.

Una notte arrivò una telefonata che mi avvertiva che mamma era stata ricoverata per un violento dolore dietro lo sterno. Temevano un infarto, ma si trattava della rottura di un aneurisma dell'aorta. Mia madre morì senza che io avessi il tempo di raggiungerla e salutarla per l'ultima volta.

Mio figlio Paolo cominciò a fumare convinto anche lui, come una volta lo ero stato io, di poter smettere quando avesse voluto. In effetti ci sono persone che riescono a tenersi sulle due-tre sigarette al giorno, senza aumentare la dose, ma non sono veri fumatori, non hanno preso il vizio. Lui arrivò a venti al giorno, ma la sua fortuna fu quella di avere un padre ex fumatore. Con l'aiuto mio e di sua madre, riuscì a smettere.

C'è un problema, quando si dice addio alle sigarette: oltre a non dover cedere al desiderio di ricominciare, bisogna tenere sotto controllo l'aumento dell'appetito. È necessario monitorare il peso e consultare un dietologo che ci accompagni in questo difficile percorso. Un ruolo importante devono svolgerlo i medici di famiglia, gli odontoiatri e gli specialisti che hanno in cura il paziente.

Purtroppo, mentre negli Stati Uniti e in Gran Bretagna non ci sono più medici che fumano, in Italia non è così. Questa cultura – nonostante tutte le riprove scientifiche –

non è ancora stata metabolizzata. Il risultato è che i dottori non riescono a essere convincenti con i pazienti. Non sono credibili loro stessi, quando dicono ad altri di smettere e mettono in guardia sulle conseguenze di questa dipendenza.

Eppure, quello del medico è un ruolo cruciale. Quando visito i miei pazienti, chiedo subito se sono fumatori e quanto fumano. Dalla mia esperienza, mi sono reso conto che lo fanno molto di più le giovani donne rispetto agli uomini. Tanti mi dicono di avere tentato di smettere e poi ricominciato, magari più volte. Come specialista ematologo, sottolineo subito che il fumo è dannoso per tutti ma in particolare per i pazienti che devono sottoporsi a una chemio, che così avrà effetti collaterali molto più pesanti.

So di essere intransigente su questo punto, ma so anche di avere ragione. Di avere anzi molte ragioni, tra le quali una che per me è stata una sorta di colpo di grazia, aumentando la mia determinazione nel combattere il fumo.

Seguivo una giovane malata di leucemia acuta, una delle prime curate con successo, che era guarita. Stava bene da qualche anno, quando mi chiamò per un appuntamento. Vista la sua storia clinica, le chiesi subito se l'emocromo fosse a posto, ma lei mi rispose che tutti i valori erano normali. A preoccuparla era una tosse insistente, che non la lasciava mai in pace. Allarmato, le feci fare subito una radiografia e una TAC al torace, che rivelarono una lesione al polmone. La mandai subito da un oncologo e la diagnosi fu terribile: cancro al polmone, a uno stadio avanzato. Per me fu un colpo durissimo. Ero riuscito a guarirla dalla leucemia ma lei non poteva più godersi la vita riconquistata.

La vidi morire per un tumore che con ogni probabilità non l'avrebbe colpita, se avesse smesso di fumare.

Dopo quanto accaduto con questa paziente sono diventato inflessibile, non ho nessuna remora a insistere con il malato e i suoi famigliari.

Trovo ci sia una differenza sostanziale tra uomini e donne. Le fumatrici mi guardano perplesse quando dico loro che dovranno smettere e so già che non più del 10 per cento di loro seguirà il mio consiglio. Gli uomini, forse perché meno coraggiosi, più timorosi delle conseguenze, mi ascoltano con attenzione e, basandomi sulle visite di controllo successive, posso dire che la metà abbandona le sigarette.

Con le donne cerco anche il minimo spiraglio, qualunque argomento mi aiuti a essere più convincente. Sottolineo che il fumo incide negativamente sulla cute, che diventa meno elastica e più rugosa, sui capelli, che sono meno morbidi e più fragili. Anche queste sono evidenze scientifiche. Quando visito per la prima volta una paziente capisco subito se è una fumatrice, lo so prima ancora che risponda alla mia domanda. Il fumo lascia segni molto chiari.

Al di là dei casi individuali, oggi la maggior parte dei fumatori vorrebbe smettere, consapevole dell'incidenza del fumo su tumori spesso incurabili come quelli al polmone, al pancreas, al colon retto e alla vescica. Ma non è tutto. Persino le leucemie e i linfomi sono più frequenti in questa categoria.

È molto difficile smettere di fumare da soli, è un faticoso esercizio di volontà che spesso si scontra con le difficoltà della vita quotidiana e con la tentazione di mollare. Io ce l'ho fatta, ma sono consapevole che stiamo parlando di una droga dalla quale è arduo separarsi. È importante che anche i medici, i famigliari, gli amici combattano questa battaglia schierandosi con il fumatore. Credo sia decisivo anche il ruolo di chi abita con lui (o lei), che non deve mai smettere di sottolineare che il fumo passivo uccide. E non basta giustificarsi dicendo che non si fuma mai a casa: chi, rientrando dopo una giornata passata in compagnia delle sigarette, pensa – ancora prima di abbracciare partner e figli – a fare una doccia e a cambiarsi gli abiti impregnati di sostanze tossiche? La verità è che sono pochissimi i fumatori che riescono a evitare ai loro congiunti gli effetti nefasti del fumo passivo.

Molte persone vorrebbero smettere, sanno di poter morire per colpa di quelle sigarette. Ecco perché, quando tutti gli sforzi falliscono, bisogna ricorrere a metodi alternativi. Per esempio, ho ottenuto risultati incredibili con uno psichiatra che pratica l'ipnosi e che – sempre che il paziente sia davvero intenzionato a smettere – riesce ad avere successo nel 20-30 per cento dei casi.

Una mia collaboratrice e accanita fumatrice, Luisa Clausi Schettini, è riuscita a smettere con la forza di volontà e con un aiuto, e mi sembra utile riportare la sua testimonianza:

> Ho iniziato a tredici anni e smesso a cinquantuno. Venti sigarette al giorno, 13.870 pacchetti fumati, quasi 70.000 euro andati in fumo. Ho visto mio padre morire per una malattia polmonare legata al fumo, dopo un calvario durato dieci anni. Ma nemmeno allora sono

riuscita a smettere. Il professor Mandelli non ha mai perso occasione per convincermi, finché non mi sono decisa a rivolgermi al Centro antifumo del Policlinico, diretto dal professor Domenico Enea. Ho fatto ricorso a tutta la mia forza di volontà. La guida del professore, gli incontri di gruppo, la vareniclina (il farmaco che cura la dipendenza da nicotina) hanno fatto il resto. Non fumo da più di un anno e resisto ogni giorno alla tentazione. È dura, ma sono orgogliosa di avere dimostrato alle mie figlie che con la volontà si ottengono grandi risultati.

Oggi vanno di gran moda le sigarette elettroniche, le cosiddette e-cig, i cui punti vendita si moltiplicano in ogni città. In Italia, secondo le ultime statistiche, ci sono già 3.000 negozi, i consumatori sono circa 2 milioni e il giro d'affari sfiora i 500 milioni di euro. Un business di proporzioni enormi, da valutare con attenzione. Che cosa ne penso?

In teoria si potrebbe dire: meglio le sigarette elettroniche che quelle vere, ma la questione non è così semplice. Innanzitutto, in molti casi contengono nicotina, seppure in quantità inferiore rispetto alle sigarette tradizionali, e spesso le ditte produttrici non ne rivelano l'esatto contenuto nelle etichette. È vero che mancano le sostanze cancerogene sprigionate dalla combustione della carta e del tabacco, ma l'AIFA, l'Agenzia italiana del farmaco, non ha ancora autorizzato l'uso di queste sigarette come rimedio anti-dipendenza perché sono a oggi sconosciuti gli effetti sul lungo periodo delle sostanze chimiche inalate con il loro uso, soprattutto se protratto nel tempo.

In ogni caso, ne dovrebbe essere vietato l'utilizzo in luoghi pubblici, e durante la gravidanza e l'allattamento. Personalmente sono molto scettico, oltre che sulla non dannosità, anche sulla loro utilità. Non credo che servano a smettere di fumare, anzi, è stato dimostrato che meno del 10 per cento dei consumatori di sigarette elettroniche – la maggior parte dei quali molto giovani – smette davvero e non torna a quelle vere.

In alcuni Paesi europei sono state prese importanti contromisure alla diffusione di questa moda dagli esiti ancora imprevedibili. In Francia, per esempio, è vietato fumare le sigarette elettroniche nei luoghi pubblici e la vendita deve essere autorizzata. In Italia solo alcuni sindaci ne hanno proibito l'impiego negli ospedali e nelle scuole, ma non esiste una realtà omogenea. Non abbiamo regole, bensì una giungla di concessioni e divieti. Molto importante è il fatto che il loro uso sia vietato ai minori di diciotto anni, ma credo sia necessaria più cautela. Quando in ballo ci sono milioni di euro, è logico che i produttori non vogliano limitazioni alla commercializzazione del prodotto; lo Stato ha però il dovere di vigilare sui possibili danni alla salute dei cittadini. Alcuni Stati americani hanno proibito la vendita delle e-cig. Addirittura in Cina, che è il principale produttore da quando nel 2003 un farmacista le ha brevettate, l'utilizzo è vietato. L'Europa è, ancora una volta, divisa. Grecia e Lituania sono gli unici due Paesi dell'Unione Europea ad averle proibite del tutto. In quattordici nazioni europee le sigarette elettroniche sono considerate prodotti medicinali, ma con differenze nella commercializzazione. In Germania serve l'autorizzazione del ministero della Salute per le cartucce di liquido, mentre Belgio e Slovacchia ne vietano l'uso nei luoghi pubblici.

Il punto resta quello della mancanza di dati certi, studi attendibili, test clinici rigorosi, e dunque l'impiego delle sigarette elettroniche deve essere regolato secondo un principio di massima prudenza.

Essendo una tecnologia nuova, c'è la possibilità che, per quanto riguarda le sostanze tossiche, vi siano forti variabili. Non sappiamo nemmeno quanta nicotina si sia consumata a fine giornata. C'è il rischio che chi fa un uso compulsivo di questo tipo di sigarette, ritenendole innocue, alla fine ne abbia inalata quanta quella contenuta in un pacchetto tradizionale, se non di più.

Secondo i dati Istat, ogni anno solo lo 0,02 per cento dei fumatori riesce a smettere. Un aiuto, o meglio un deterrente, può arrivare dalla legislazione antifumo. In Italia, la legge Sirchia ha segnato un'inversione di rotta nella mentalità e nei comportamenti legati al vizio del fumo. Una legge che è stata ripresa da molti Paesi, che l'hanno però rafforzata e sviluppata. In questo campo, la Finlandia è attualmente lo Stato con la migliore legislazione, con norme all'avanguardia che mirano non solo a ridurre il fumo ma anche a eliminare del tutto sigarette e tabacco, soprattutto per proteggere i minorenni.

Da noi, invece, pur rappresentando una rivoluzione nel costume, l'applicazione della legge non è stata puntellata dai provvedimenti che sarebbero stati necessari subito. Lo stesso Sirchia ha spiegato che ebbe enormi difficoltà già nel far adottare dal Parlamento il suo progetto nella versione minima. Eppure, si sarebbe dovuto fare di più. Innanzitutto, raddoppiare il prezzo delle sigarette. In America, per esempio, costano tre volte tanto e questo è un deterrente tra i più efficaci. Le tasse su questo prodotto dovrebbero essere molto più alte: oltre tutto, così lo Stato farebbe cassa in modo etico, senza tagliare le spese sociali o inasprire le imposte. La possibile obiezione è che così si venderebbero meno sigarette e lo Stato vedrebbe comunque decurtati i propri incassi. La replica sta nei soldi – tanti – che vanno destinati alla cura dei tumori provocati dal tabacco e che, senza dubbio, incidono in maniera molto più pesante sul bilancio pubblico.

È stato un errore anche autorizzare, nei ristoranti, le sale per fumatori, luoghi dove si concentra una spaventosa tossicità. Il dato positivo è che, dal momento che questi locali ad hoc hanno un costo pesante, ne sono stati realizzati pochissimi e dunque l'esposizione al fumo passivo è stata drasticamente abbattuta. Io, poi, sono convinto che bisognerebbe proibire le sigarette anche nei giardini e nelle terrazze dei ristoranti, perché l'aria aperta limita ma non elimina i danni del fumo passivo. Molte associazioni, e addirittura il 70 per cento degli italiani, sarebbero favorevoli al divieto negli stadi, nei parchi e nei giardini pubblici. Ora si è introdotto tale veto nelle aree esterne delle scuole, ed è un provvedimento che aspettavamo da anni.

Ridurre al minimo la possibilità di fumare non è una restrizione della libertà altrui o un abuso, ma significa proteggere la salute di tutti, soprattutto quella dei bambini.

Pur con tutti i suoi limiti, dovuti alla iniziale impopolarità e al fatto che capovolgeva una prassi di decenni, la legge Sirchia ha portato a una immediata e importante riduzione delle malattie cardiovascolari. Furono tutti stupiti quando negli ospedali si registrò un crollo dei ricoveri per infarto. Per valutare l'incidenza sull'insorgere dei tumori occorrerà qualche anno ancora, ma è ragionevole prevedere che l'avere eliminato una delle cause porterà a validi risultati anche in questo campo.

Il tabacco uccide, è bene ripeterlo, e dovrebbe far riflettere il fatto che alcune compagnie assicurative – ossia soggetti che agiscono avendo ben presente possibili guadagni e perdite – si rifiutino di stipulare polizze ai fumatori, considerati categoria ad altissimo rischio. Solo in Italia, ogni anno, ci sono circa 30.000 morti per tumore ai polmoni. È un dato terribile e da solo, pur nella sua enormità, non esaurisce il numero delle vittime del fumo.

Una recente ricerca mi ha molto allarmato, perché ha rivelato che il 15 per cento dei fumatori ha iniziato prima dei quindici anni e che la maggior parte è costituita da ragazzine. Di chi è la colpa di questo fenomeno? Io credo dei genitori, che magari sono a loro volta fumatori e non danno ai figli un buon esempio, né hanno l'autorità per impedire loro di cominciare o per farli smettere. Sono convinto che anche in questo campo si debba fare prevenzione, parlando con i bambini nelle scuole, per far capire loro – fin da piccoli, quando sono sensibili ai messaggi educativi – che il fumo non è un modo per imitare i grandi, per sentirsi come loro. Non è un'abitudine innocua, ma una strada sicura per ammalarsi e fare del male agli altri. E per farne a se stessi in molti modi, anche apparentemente difficili da collegare al fumo. Un dato ormai dimostrato è infatti che questo danneggia l'apparato riproduttivo, aumentando nelle donne la possibilità di menopausa precoce e diminuendo negli uomini la motilità degli spermatozoi.

Non dimentichiamolo: l'unica sigaretta innocua – lo diceva il noto oncologo Gianni Bonadonna – è quella che non è mai stata accesa. Spegnete per sempre dunque la vostra, potete farcela.

4
Il dolore

«PROFESSORE, la prego, mi aiuti a non soffrire più.»

Ci sono storie, ci sono volti, che ti restano nel cuore, che non se ne vanno più e ti accompagnano nelle scelte che continui a fare, ogni giorno.

Ecco, Carla mi è rimasta nel cuore. I suoi occhi che mi chiedevano di aiutarla non li dimenticherò mai.

Carla aveva tredici anni ed è stata una delle mie prime pazienti. Quando fu ricoverata, nell'estate del lontano 1967, la diagnosi arrivò come un macigno sulla vita sua e della sua famiglia: leucemia acuta linfoide.

Allora si trattava di una condanna senza appello. Ma io non volevo arrendermi senza lottare, feci di tutto per salvarla. Scartai subito le cure convenzionali che usavamo per i bambini, e che purtroppo ci davano poche, se non nulle, speranze. Decisi di provare con farmaci innovativi, all'avanguardia per quel tempo.

Era un rischio, ma sempre meglio che assistere impotente a quell'epilogo scontato. In un primo momento, Carla sembrò reagire bene, si rimise. Ma poco tempo dopo ebbe una ricaduta, poi un'altra e altre ancora, in un calvario che purtroppo conosco bene.

L'ultima volta, la sua mamma disse basta, non voleva più che la ragazzina sopportasse l'ennesimo ricovero, voleva portarla a casa. Allora non esisteva l'assistenza domiciliare: io e i miei studenti ci facemmo in quattro per assicurare a Carla e alla sua famiglia le cure che l'avrebbero accompagnata verso la fine. Organizzando dei turni, riuscimmo a essere presenti ventiquattro ore su ventiquattro, non la lasciammo mai sola.

Poco prima che se ne andasse, ero con lei. Mi guardò fisso, con quegli occhi che porto sempre con me, e mi disse: «La prego, mi aiuti a non soffrire più».

Non ebbi nessun dubbio. Nessuno. Le diedi per endovena la morfina sufficiente per sedare quel dolore che non la lasciava mai. Pian piano, la droga fece effetto. Vidi il viso di Carla distendersi, la sofferenza allentare la sua morsa e darle la possibilità di morire serena, mentre la mamma la accarezzava e la accompagnava nel suo ultimo viaggio.

All'epoca non esitai un momento. E penso che non si dovrebbe farlo mai. Non ho mai capito né tollerato la supponenza che molti medici hanno nei confronti del dolore dei loro pazienti. È inaccettabile la superficialità, la totale mancanza di umanità, con cui vengono spesso liquidate le lamentele e le richieste di aiuto. Si deve sempre credere al malato che dice di stare male, senza mai avere l'arroganza di sottovalutare la sofferenza altrui. Il dolore ti porta a perdere il controllo di te, spesso è talmente forte da farti urlare. Eppure quante volte, negli ospedali, ho sentito medici congratularsi con i pazienti che non avevano gridato, dirsi soddisfatti di loro perché non avevano disturbato nessuno.

Come se soffrire, e per di più in silenzio, fosse motivo di vanto, di onore. Con ciò, condannando implicitamente chi invece non ce la fa a controllare quella sofferenza e chiede aiuto, «disturbando» il lavoro dei medici. Bene, in quei casi vorrei tanto vedere come reagirebbero i dottori se fossero loro a dover provare dolore mantenendo un contegno dignitoso. Sono sicuro che le urla riecheggerebbero nei corridoi dell'ospedale, altro che autocontrollo.

Diffido sempre anche dei medici secondo i quali il paziente «esagera» e basta un placebo per farlo stare tranquillo. Perché se è vero che l'effetto placebo esiste, è altrettanto vero che il dolore dovuto al cancro – per esempio – non ha un andamento costante durante la giornata, e può dunque capitare che una sua apparente remissione coincida con la somministrazione di una fiala di acqua distillata. Ma, appunto, può essere un caso e non deve diventare la regola di condotta di fronte a una richiesta di aiuto.

Dobbiamo sempre credere al malato. È lui ad avere ragione se sostiene di provare dolore: questa è la regola aurea che dovrebbe guidarci nell'esercizio della nostra professione.

Eppure, dai risultati di una ricerca del 2004, si scopre che circa un terzo dei medici e degli infermieri intervistati dichiara che non si dovrebbe sempre credere a un paziente che dice di soffrire.

Al posto di questa diffidenza arrogante avremmo invece bisogno di un'alleanza tra medico e paziente, di un rapporto di ascolto e fiducia che non esponesse il soggetto più vulnerabile, ossia il malato, all'arbitrio di chi dovrebbe lenire il suo disagio.

Ecco perché è importante inserire nella cartella clinica la misurazione del dolore, fortemente voluta da Mario Luzi, e che oggi è un obbligo stabilito per legge. Purtroppo, come spesso accade, quest'obbligo è disatteso in varie regioni italiane, in particolare nel Sud, così che viene meno per molti pazienti uno straordinario strumento non solo terapeutico, ma anche utile per migliorare la relazione medico-malato.

Dobbiamo controllare e lenire non solo il dolore conseguente a un cancro, ma di qualsiasi tipo, che sia cronico o acuto. Il primo può essere dovuto a molte patologie, come emicrania, artrite, osteoartrosi, nevralgie del trigemino, herpes zoster.

Il dolore acuto, spesso impossibile da sopportare, richiede un intervento immediato, urgente. È inconcepibile e insensato dover soffrire dopo un'operazione chirurgica, dopo una frattura o per una colica renale. Ma anche nei casi meno gravi non c'è alcuna ragione per non intervenire. Quando ho dovuto fare una revisione all'articolazione del ginocchio, l'anestesista, prima di utilizzare un ago di grosso calibro per l'addormentamento generale, ha avuto la cura di prepararmi con una pre-anestesia locale, in modo da eliminare una sicura sofferenza. Un'attenzione in più che gli ha portato via pochi minuti, ma che a me ha risparmiato un dolore ben maggiore e soprattutto inutile.

Ci vuole una tempestiva terapia antidolorifica e i medici devono essere preparati per questo tipo di evenienze. Parlo dei laureati non solo in Medicina, ma anche in Odontostomatologia, i quali si trovano ogni giorno ad affrontare il dolore dei loro pazienti. A volte è lieve: c'è chi sopporta il mal di denti senza il supporto di un antidolorifico. Ma solo il paziente può dirlo, il medico non può dare nulla per scontato, né procedere per ipotesi.

La percezione del dolore, la soglia oltre il quale diventa non più sopportabile, è qualcosa di molto personale. Dipende da tanti fattori: la sensibilità, il carattere, le forze e le debolezze, la capacità di autocontrollo, la storia della malattia. Questo significa che, a parità di dolore, c'è chi sopporta e chi no. Ma soltanto il paziente ha il diritto di stabilire dove arrivi il proprio limite di sopportazione, oltre il quale deve essere aiutato a non soffrire.

C'è anche il dolore dovuto alle procedure diagnostiche e terapeutiche, altro esempio di patimento da eliminare. Chi dice che una biopsia osteomidollare o una puntura lombare debbano essere dolorose? Basta una rapida anestesia generale per renderle sopportabili e garantire anche un miglior risultato diagnostico.

Il dolore cronico è invece di due tipi: quello dovuto a malattie tumorali, tra cui i tumori ematologici, e quello di diversa origine, la cui intensità può variare da caso a caso.

Si calcola che in Italia questo tipo di sofferenza interessi circa 5 milioni di persone. Per ognuno di questi casi è necessario arrivare a una diagnosi corretta, perché solo così medici e terapisti del dolore potranno mettere a punto la giusta strategia di cura. Tale condizione è invalidante per la vita quotidiana dei pazienti, avendo un impatto spesso devastante sulla loro esistenza e su quella dei famigliari. Non hai più la forza né la voglia di andare al lavoro ogni giorno né riesci a prenderti cura della tua famiglia, delle tue amicizie.

Mai sottovalutare il dolore cronico, anche quello non neoplastico. Mai avere l'arroganza di non considerare le sofferenze dei pazienti che si rivolgono a noi per essere aiutati. Ognuno merita empatia e attenzione, partendo da un assunto molto semplice eppure ancora molto lontano dall'essere metabolizzato: *la malattia è il dolore*. E se il dolore è il sintomo preminente, il più forte, ebbene, in quel caso è la sola malattia. E come tale, va curata.

È il nostro nemico da combattere, con tutte le armi che possediamo. Perché è un avversario senza pietà, che non solo demolisce il fisico ma attacca la psiche e lo spirito. Come dice lo scrittore e poeta Rainer Maria Rilke, «il dolore ci porta spesso in regioni incommensurabili, per le quali a stento abbiamo un linguaggio».

Dobbiamo attrezzarci per trovarlo e decifrarlo, quel linguaggio, per aiutare il paziente che ha smarrito le parole a trovare sollievo.

Ecco quello che mi ha scritto il dottor Gabriele Pelloni, che con l'AIL si occupa dell'assistenza domiciliare a Ravenna:

La sofferenza fisica prosciuga le riserve vitali, se hai dolore non ti è concesso nemmeno un minuto di dignità e la tua vita diventa quel dolore.

E ancora:

La sofferenza fisica ti accartoccia dentro te stesso, ti rinchiude dentro la tua casa e alleviarla significa concedere di riaprirsi a se stessi e alle relazioni con i propri famigliari e amici, significa concedere forze per affrontare la fatica più pesante, che è quella di confrontarsi con la propria sofferenza esistenziale e spirituale che sempre, più o meno sopita, è pressante in queste fasi di malattia. Molto difficile per ognuno di noi (per noi medici in particolare) abbandonare l'idea di guarire e di accettare l'idea della cura, la cura passo dopo passo delle sofferenze fisiche che emergono, che bollono, ovvero il prendersi cura, accompagnare, offrire cure palliative.

Il mio grande amico Gianni Bonadonna, uno dei migliori oncoematologi del mondo, scrive:

Il dolore non controllato destabilizza la personalità del paziente, accrescendo ansia e insonnia, con perdita delle forze, diminuzione dell'appetito, rassegnazione, tendenza ad abbandonare il programma terapeutico. Trattare il dolore e la sua piena sedazione è un'iniezione di fiducia per il paziente e ne migliora la qualità di vita.

Nel 2004 firmai con Domenico Gioffrè, Mario Luzi, Tullio De Mauro, Silvio Garattini e Rita Levi Montalcini un manifesto etico Contro il dolore non necessario.

Il documento, pubblicato su *la Repubblica* il 2 giugno di quell'anno, recitava:

> Il dolore è nei suoi aspetti morali e fisici intrinseco nell'esperienza dell'uomo. Ma concentrandoci sulla sofferenza del corpo, non possiamo recriminare quanta parte di essa sia dovuta a incuria, inesperienza, poco amore per il malato.
>
> Il dolore può arrivare al punto di rendere desiderabile la morte. I suoi confini sono indifesi e aperti a ogni estrema soluzione. Perché il dolore insostenibile logora, insieme con il corpo, l'equilibrio morale e psichico di chi ne è colpito, degrada il suo contegno, annienta la sua dignità.
>
> Questo dolore iniquo vogliamo combattere; esso è puramente distruttivo. I suoi effetti sono spesso atroci, le premure solidali e affettuose non bastano ad alleviarlo. Si rende pertanto necessario e doveroso adottare provvedimenti terapeutici per controllare e ridurre la sofferenza fisica, in modo da evitare che la persona nella sua totalità sia miseramente avvilita e degradata.
>
> Occorre dunque una svolta culturale nel campo della nostra medicina, che trasformi l'opera attuata dal medico da curare al prendersi cura, nel rispetto di due fondamentali diritti del malato: non soffrire dolori inutili e mantenere la propria dignità e un tenore decoroso di vita durante la malattia.

Molto importanti e da scolpire nella memoria sono inoltre i principi del documento del Tribunale dei diritti del malato-Cittadinanzattiva. Li condivido uno per uno, eccoli:

1. Diritto a non soffrire inutilmente. Ciascun individuo ha diritto a vedere alleviata la propria sofferenza nella maniera più efficace e tempestiva possibile; è necessario pertanto che si crei un nuovo approccio culturale al tema della sofferenza e del dolore inutile e che la terapia del dolore diventi parte integrante del percorso terapeutico.
2. Diritto al riconoscimento del dolore. Tutti gli individui hanno diritto a essere ascoltati e creduti quando riferiscono del loro dolore.
3. Diritto di accesso alla terapia del dolore. Ciascun individuo ha diritto ad accedere alle cure necessarie per alleviare il proprio dolore. Attualmente persistono numerosi limiti all'accesso alla terapia del dolore.
4. Diritto a un'assistenza qualificata. Ciascun individuo ha diritto a ricevere assistenza al dolore, nel rispetto dei più recenti e validati standard di qualità. Ogni persona ha diritto a ricevere assistenza al dolore da operatori adeguatamente formati e aggiornati, in maniera che sia garantito il rispetto degli standard di qualità internazionali.
5. Diritto a un'assistenza continua. Ogni persona ha diritto a vedere alleviata la propria sofferenza con continuità e assiduità, in tutte le fasi della malattia. Particolare attenzione rispetto alla continuità della cura va posta nel passaggio dall'ospedale al territorio, evitando situa-

zioni di discontinuità per irreperibilità degli operatori o indisponibilità di farmaci e presidii.
6. Diritto a una scelta libera e informata. Ogni persona ha diritto a partecipare attivamente alle decisioni sulla gestione del proprio dolore.
7. Diritto del bambino, dell'anziano e dei soggetti che «non hanno voce». I bambini, gli anziani e i soggetti che «non hanno voce» hanno lo stesso diritto a non provare dolore inutile.
8. Diritto a non provare dolore durante gli esami diagnostici invasivi e non. Chiunque debba sottoporsi a esami diagnostici, in particolare quelli invasivi, deve essere trattato in maniera da prevenire eventi dolorosi.

A proposito della sofferenza dei bambini, l'Italia è stato il primo Paese europeo ad avere riconosciuto anche per loro l'importanza delle cure palliative e del dolore. È importante, a questo riguardo, ricordare che:

1. Anche nei bambini il dolore è crudele.
2. I bambini molto piccoli non sono in grado di spiegare la loro sofferenza e in questo caso i medici devono avvalersi di scale comportamentali per valutarla.
3. Si deve credere al bambino che dice di provare dolore e, dall'altro lato, bisogna tenere conto del fatto che spesso i bambini nascondono il dolore per paura delle conseguenze.
4. Gli oppiacei, se necessari, non recano alcun danno nemmeno ai bambini.

«Non siamo nati per soffrire.» Lo abbiamo visto, così recita lo slogan del Tribunale dei diritti del malato. E io aggiungo: abbiamo il diritto – non la possibilità, ma il diritto – di non soffrire, quando la nostra sofferenza può essere curata, lenita, addirittura eliminata. E noi medici abbiamo il dovere di combattere, insieme con la malattia, anche il dolore che il paziente prova. Perché può annullare la tua vita, toglierti la dignità, esaurire le forze che ti servono per lottare contro la malattia.

Eppure, in Italia, questo diritto resta spesso sulla carta. Anche se abbiamo una legge in merito. Anzi, due, una del 2001 e un'altra del 2010, fatta perché la prima non funzionava.

Dunque, quello di non soffrire è un diritto codificato, non una semplice aspirazione del malato. I dati, i numeri, ci mettono però di fronte a una realtà ben diversa. Solo sul fronte della sofferenza cronica di origine neoplastica, le statistiche ci dicono che in Italia, ogni giorno, sono circa 30.000 i pazienti che soffrono di dolori dovuti al cancro, mentre ogni anno ne muoiono circa 150.000.

C'è un diritto codificato, fissato nero su bianco, eppure un'altissima percentuale – tra il 65 e il 95 per cento – dei pazienti in stato terminale accusa dolore, e circa la metà muore soffrendo. E se la stragrande maggioranza di questi malati viene seguita da un oncologo, solo il 12 per cento può contare sull'assistenza di un terapista del dolore.

Solo il 12 per cento, un'inezia. Si muore con dolore, quando si potrebbe e si dovrebbe essere accompagnati verso una fine serena.

Perché succede questo? In quale punto, e per quale motivo, il meccanismo che dovrebbe garantire a tutti il diritto alla terapia si inceppa?

La prima legge, quella del 2001, fu sostanzialmente un fallimento. Mancò l'obiettivo di far aumentare in modo sensibile l'impiego di oppiacei. Eppure esisteva «Ospedale senza dolore», un progetto ambizioso che puntava a ridurre o addirittura eliminare la sofferenza fisica. Per funzionare, avrebbe avuto bisogno di una stretta collaborazione tra tutto il personale sanitario, nonché della partecipazione attiva del malato. Nessuna delle due condizioni si realizzò e il piano rimase sulla carta.

Poi, nel 2010, nuova normativa e nuovo, importante passo in avanti. La cosiddetta «Legge 38» non ha solo cambiato le disposizioni legislative, ma ha rafforzato l'obbligo di attuarle. Si è così ottenuto un primo, inedito risultato, ossia di aumentare l'uso di oppiacei per controllare il dolore, acuto o cronico che sia.

Ma non basta. È vero, non siamo più tra gli ultimi Paesi al mondo per l'utilizzo di questi farmaci, però rimaniamo ben lontani dall'assicurare a tutti coloro che ne hanno bisogno – ovunque risiedano e a qualunque ceto sociale appartengano – l'accesso a una efficace terapia del dolore.

Ci sono ancora tante reticenze che frenano l'uso degli oppiacei. Di tipo culturale, in primis. Ancora oggi si sottovaluta il dolore, si pensa che lo si debba sopportare e che la sofferenza sia un corollario inevitabile della malattia. Gli stessi pazienti, spesso, non chiedono di essere aiutati, hanno il timore di non essere creduti o di essere guardati male qualora vogliano avere della morfina, quasi l'uso degli oppiacei fosse una sorta di stigma sociale.

È per qualcuno, causa ignoranza, lo è. Quante volte si sente dire, di una persona che soffre, che «è sotto morfina», quasi fosse un capolinea della malattia, una situazione dalla quale tenersi lontani.

Le «unità di cura palliative», alle quali la legge del 2010 assegna un ruolo cruciale, nascono invece con un compito ben preciso: assicurare al malato una cura che sia, appunto, palliativa e che migliori dunque la qualità della sua vita. Medici, infermieri, assistenti sociali e volontari lavorano in sinergia per questo obiettivo. Chi opera in queste unità deve saper usare gli oppiacei quando servono.

Dobbiamo ricordare che, a dispetto di tanti luoghi comuni che ancora sopravvivono, si tratta di sostanze assolutamente innocue e, usate in ambito medico, non danno alcuna dipendenza. La morfina, per esempio, va somministrata se possibile per via orale, in orari prefissati e con dosi studiate per le esigenze individuali. E va usata senza timore, perché non abbrevia la vita né danneggia il paziente.

Nella mia lunga carriera di medico, non ho mai visto nessun malato diventare tossicodipendente solo perché il suo dolore veniva curato con la morfina. Ribadisco, nessuno.

Certo, bisogna stare molto attenti con i pazienti già tossicodipendenti, ma saper valutare le situazioni e decidere per il meglio fa parte del bagaglio professionale e dell'esperienza di un bravo medico.

È ora di eliminare i tabù che ancora accompagnano l'uso degli oppiacei. L'argomento di una possibile tossicodipendenza, come conseguenza dell'impiego terapeutico, è in questo momento molto vivace negli Stati Uniti. Il Colorado e lo Stato di Washington hanno recentemente votato a favore della legalizzazione della marijuana non solo per uso medico, mentre in California l'amministrazione Obama ha imposto un giro di vite sulla prescrizione della cannabis a scopo terapeutico dopo che una confusa normativa aveva creato non pochi problemi: gli oppiacei erano diventati la droga più facilmente reperibile. Ma, in questo, l'Italia non ha nulla a che vedere con l'America. Da noi ci sono regole ferree e il controllo è davvero efficace. Quel che è successo in California, con la prescrizione di cannabis a tossicodipendenti che non si curavano ma si drogavano, qui non sarebbe possibile. Negli Stati Uniti la libertà di cura è diventata libertà di uccidersi, ma noi siamo culturalmente e giuridicamente molto distanti da una simile deriva.

C'è poi un'altra considerazione da fare: non solo gli oppiacei non sono più dannosi degli altri antidolorifici, ma sono anche molto meno costosi. Il che – insieme con le ragioni culturali – spiega forse la loro limitata diffusione. Nessuna casa farmaceutica ha interesse a incentivarne l'utilizzo, è sui nuovi oppiacei che si concentrano i veri giri di affari. Business sulla pelle dei malati, ancora una volta.

È inconcepibile come il miglioramento della qualità di vita dei pazienti finisca con l'essere sacrificato sull'altare del denaro. Succede anche per la legge sul dolore. Non è ancora a pieno regime perché – per l'ennesima volta – mancano i soldi. Così, i reparti previsti negli ospedali rimangono sulla carta, mentre i manager della sanità pubblica continuano a percepire stipendi da capogiro. Per quanto la questione sia sotto gli occhi di tutti, non si prendono provvedimenti. Si parla di spending review, ma quei compensi non vengono toccati. Eppure, quanti centri di terapia del dolore potrebbero finalmente nascere se solo si provvedesse a sforbiciare laddove serve, avendo come unica bussola il bene dei malati.

Ripeto, la legge c'è ed è importante. Sancisce un diritto e istituisce una figura professionale, il terapista del dolore, il cui compito è controllare e alleviare la sofferenza della malattia. In ospedale come a casa. Proteggendo il paziente e i suoi famigliari. Ma servono fondi, soprattutto per il personale e per la sua formazione.

È una battaglia che va ancora combattuta. Credendoci con fermezza. Perché combattere il dolore significa anche riconquistare alla vita il malato. Quanti pazienti chiedono di poter morire solo perché non ce la fanno più a vivere, annientati come sono dalla sofferenza? Il dibattito, spesso solo ideologico, sull'eutanasia dovrebbe tenere conto di questo aspetto, certo non secondario. Io sono contrario all'eutanasia, non solo perché penso che la vita non sia un bene a disposizione dell'individuo, ma anche perché ho visto malati, sollevati dal dolore, non chiedere più di morire. Se sei trattato con umanità e rispetto, se la tua sofferenza, fisica e morale, trova ascolto e sollievo, allora vuoi tornare a vivere, accettando di andartene quando sarà il momento. Senza accanimento terapeutico ma senza nemmeno essere abbandonato.

Ecco perché dico ai pazienti: chiedete, *pretendete* di essere aiutati. Non abbiate timori o reticenze. È un vostro diritto, è un dovere del medico. Non è un optional, non è un capriccio.

Io stesso, quando ho vissuto la terribile esperienza di vedere ammalarsi di tumore, e poi morire, mia moglie Bianca, ho sperimentato la differenza che può fare una cura umana e attenta ai bisogni del paziente. Ad alleviare i tremendi dolori di cui Bianca soffriva fu un mio caro amico, il professor Edoardo Arcuri. Nonostante la gravità della situazione, riuscì a eliminare almeno l'insopportabile carico della sofferenza fisica. Quando mia moglie peggiorò in modo repentino, dissi no al ricovero in ospedale. Volevo evitarle quel trauma, poiché sapevo che poteva essere curata allo stesso modo anche a casa. E così fu. Bianca morì tra le mie braccia, con nostro figlio Paolo vicino. Senza più soffrire.

Dovrebbe essere così per tutti i malati. Potrebbe esserlo. Deve esserlo.

5

Le cure alternative

Nessuno è più vulnerabile di chi cerca una speranza. Nessuno è più fragile di chi, malato e con una realtà di sofferenza e possibile morte, cerca un sollievo, una via per la guarigione. Ecco perché nessuno è più disprezzabile di chi approfitta di questa fragilità e di questa disperazione per lucrarci, per vedere il proprio nome sui giornali o il proprio volto in TV.

C'è sempre chi promette cure miracolose contro il cancro, in Italia come nel resto del mondo. A volte queste terapie vengono portate avanti per anni, coinvolgendo centinaia di persone, prima di essere abbandonate definitivamente perché inefficaci, se non addirittura dannose.

A me qui interessa parlare delle pseudocure che vengono proposte per i tumori, anche quelli ematologici, avendo ben presente che per molti di questi mali una cura efficace, insieme con la possibilità di guarire, esiste già.

Le persone che inventano queste presunte cure miracolose, spesso al di fuori di ogni serio criterio scientifico, riescono a coinvolgere i malati e i loro famigliari, e lo fanno al limite del plagio. Chi è disperato, impaurito, sofferente è vulnerabile all'influenza di chi gli offre una speranza, a prescindere dalla sua veridicità. La capacità di dare illusioni è un'arma potentissima nelle mani di questi personaggi. Promettono cure non tossiche (in realtà del tutto inefficaci), prive degli effetti collaterali che purtroppo spesso si accompagnano alle terapie tradizionali. Così il malato ha l'illusione di una qualità di vita migliore, ma a un prezzo altissimo: la sua stessa esistenza. Tra queste persone e i pazienti si crea un'alleanza difficile da spezzare, anche quando gli esiti di tali cure sono negativi. Tanto che spesso, anche di fronte alla morte, i famigliari si rifiutano di credere all'evidenza dell'inutilità della cura proposta e non denunciano chi ha fatto perdere loro tempo prezioso.

È questa alleanza, pericolosa e dannosa, che bisogna spezzare per rifondarne un'altra: quella tra il medico, lo specialista, il malato e la sua famiglia. Bisogna saper parlare con i pazienti, avere la giusta combinazione di empatia e autorevolezza. È importante stabilire un rapporto tale da convincerli a non abbandonare una terapia che potrebbe guarirli per mettersi nelle mani di chi promette miracoli che non verranno compiuti. Ma per sottrarre i malati all'influenza di chi parla di cure alternative occorre mantenere sempre aperto il canale di comunicazione tra loro e il medico. Ecco perché, come dico sempre agli studenti o agli specializzandi, chi è introverso, non ha pazienza e si arrabbia facilmente dovrebbe scegliere un altro lavoro. Per fare il medico ci vuole cuore, non solo competenza e validi studi. Anche da questo, spesso, dipende la vita delle persone che si affidano a noi.

* * *

Queste pseudocure si diffondono purtroppo con molta facilità, grazie al passaparola e alla pubblicità offerta dai media, che spesso amplificano tali fenomeni.

Io ricordo ancora – erano gli anni Sessanta – la cura Vieri: centinaia di persone, provenienti da tutta Italia, si accalcavano sulla scala di accesso allo studio romano di questo medico per essere visitate. Addirittura ricevevo telefonate di conoscenti che da Bergamo mi pregavano di intercedere per un appuntamento. Le visite per ottenere la terapia, che si basava sulla colchichina, costavano poco ma erano centinaia. Venne fatta una sperimentazione, interrotta quasi subito una volta vista l'inefficacia della terapia.

Dopo il caso Vieri, ci sono state molte altre cure per le quali si è gridato al miracolo, salvo poi scoprirne l'inutilità. Tra quelle che hanno fatto più scalpore, il siero di Bonifacio, tratto dalle urine e dalle feci delle capre, animali che non vengono colpiti dal cancro. Ricordo la ressa nelle piazze di Roma, davanti alle chiese, con pazienti arrivati soprattutto dal Sud che cercavano disperatamente di accaparrarsi un flacone di quella roba, ovviamente a pagamento. Anche in quell'occasione vi fu una sperimentazione, fortemente voluta ma per fortuna subito interrotta: il siero non solo non funzionava, ma era risultato tossico, proprio perché ottenuto da feci e urine.

Ci fu poi una laureata in Biologia che distribuiva acqua di Lourdes facendola pagare a peso d'oro. E che, per colmo della beffa, proveniva dal rubinetto di casa sua. L'acqua «miracolosa» venne smerciata in centri di Ancona, Bari, Milano e Venezia, e furono più di 500 i malati truffati, fino a quando l'imbroglio non venne scoperto e bloccato. E che dire del medico radiato che affermava di curare il cancro, secondo lui dovuto a un fungo, con infusioni di dosi massicce di bicarbonato di sodio, a loro volta tossiche?

Ancora molto in voga, nonostante ne sia stata dimostrata l'inutilità, è il veleno di scorpione cubano, il Vitadox. Moltissimi italiani sono andati a Cuba, sobbarcandosi così, oltre a quelle per il viaggio, anche le spese per l'acquisto di questo flacone portentoso, al prezzo di 150 euro a dose. Il Vitadox è un veleno ottenuto dall'animale grazie a delle scariche elettriche e, nonostante una sperimentazione fatta nella stessa isola lo abbia bocciato, i malati continuano a comprarlo in Albania e a San Marino, senza peraltro avere garanzie su che cosa acquistano. Così, ci sono persone malate di cancro che si curano con un rimedio inutile e costoso.

Un altro santone, che non è nemmeno un medico bensì un naturopata, afferma che il tumore non si combatte con i farmaci ma con l'autostima. Già, come se fosse un problema di non adeguata percezione di sé. Quindi, secondo lui, basterebbero uno sciroppo alle erbe e qualche antidolorifico.

Molto simile è quanto sostiene l'Associazione Alba, che si ispira alle teorie di Ryke Geerd Hamer, padre del ragazzo ucciso da Vittorio Emanuele nel porticciolo dell'Isola di Cavallo. Hamer è un medico radiato dall'Ordine tedesco. In Italia ci sono dottori, psicologi e personaggi vari che, adottando le teorie di questo signore, considerano la chemio e la radioterapia inutili per la cura del cancro, che andrebbe invece trattato con lunghi e frequenti colloqui. I fautori di queste teorie riescono, facendo presa sulle sofferenze fisiche e soprattutto psicologiche dei malati, a sottrarli ai centri dove seguono cure tradizionali ed efficaci, condannandoli così a un esito infausto.

Tra i casi che negli ultimi anni più hanno coinvolto e diviso l'opinione pubblica c'è quello del cosiddetto «multitrattamento Di Bella», da me vissuto in prima persona. Luigi Di Bella, professore di Fisiologia all'università di Modena, da anni portava avanti ricerche e parlava della sua terapia, i cui risultati non erano stati accettati dalla sua stessa facoltà. Alla fine, la vicenda era finita sui giornali e i media facevano a gara per dar voce ai malati che chiedevano di essere curati con il suo metodo. Partì dunque la sperimentazione.

Conobbi Di Bella a Bologna. Il professor Umberto Veronesi, responsabile dei protocolli di cura decisi dal ministro Bindi, aveva convocato tutti i titolari dei diversi protocolli. Io, insieme con altri tra i più famosi oncologi d'Italia, partecipai in qualità di responsabile per i linfomi e la leucemia linfatica cronica.

Alla riunione c'era anche Di Bella, che si presentò dicendomi di avere letto il libro sulle piastrinopenie che avevo scritto una ventina d'anni prima. La multiterapia venne applicata sotto la guida dei professori Greco e Raschetti dell'Istituto superiore di sanità. In quella riunione furono decisi e approvati dieci protocolli con i quali vennero curati 386 pazienti in 26 centri italiani.[1]

Il professor Di Bella era senza dubbio un uomo in buona fede che, senza alcun tornaconto economico, credeva nella validità della sua terapia. Ma quando lo incontrammo, a tutti noi diede l'impressione di avere perso, almeno in parte, il contatto con la realtà, tanto da sostenere l'efficacia della cura per molte altre malattie, anche neurologiche.

I risultati della nostra sperimentazione, confermati anche da una commissione di sette oncologi stranieri, fra cui il professor Cavalli, grande esperto svizzero di linfomi e di leucemia linfatica cronica, stabilirono l'inefficacia della terapia.[2] Nessun paziente ottenne la remissione completa,

1. Il numero totale di pazienti coinvolti fu 1.155, di cui 386 provenienti da 26 centri oncologici inclusi negli studi sperimentali e 769 da 72 centri oncologici inclusi negli studi osservazionali.

2. La relazione del dipartimento per la valutazione dei medicinali e la farmacovigilanza del ministero della Salute (allora ministero della Sanità) – redatta alla fine degli studi sperimentali su 386 pazienti e firmata dal Gruppo coordinamento centrale per la sperimentazione del Multitrattamento Di Bella, dal Comitato guida del ministero della Sanità, dal Comitato di revisione internazionale e dal Comitato di revisione degli end point – si può consultare all'indirizzo www.salute.gov.it/imgs/C_17_pubblicazioni_251_allegato.pdf

I risultati dello studio osservazionale dell'Istituto superiore di sanità, a cura del Gruppo coordinamento centrale per la sperimentazione del Multitrattamento Di Bella, si possono invece leggere all'indirizzo www.iss.it/binary/publ/publi/9912.1109937886.pdf

L'autorevole *British Medical Journal* confermò gli esiti negativi della sperimentazione nell'articolo «Evaluation of an unconventional cancer treatment (the Di Bella multitherapy): results of phase II trials in Italy», pubblicato il 23 gennaio 1999 e consultabile all'indirizzo www.bmj.com/content/318/7178/224

soltanto tre l'ebbero parziale, fra cui uno dei trentadue malati di linfoma non Hodgkin. Si stabilì, in conclusione, che non erano giustificati nuovi test sui pazienti.

Una cura peraltro molto costosa, visto che per comprare i farmaci si arrivava a spendere una cifra corrispondente a 1.800 euro al mese. Verificammo tutta la casistica del professore rivedendo le cartelle dei singoli malati, ma non trovammo nessuno che fosse guarito o avesse tratto almeno un sensibile e persistente giovamento dalle cure. In quel periodo vissi in prima persona, da medico che ama i propri pazienti, l'angoscia di vedere alcuni di loro gettare al vento la possibilità di guarire per affidarsi invece alla chimera di questa terapia.

Dei molti casi, ne voglio ricordare tre che non dimenticherò mai. Ricevetti la telefonata di una mamma disperata che mi chiedeva di aiutare la figlia ricoverata nel reparto di Terapia intensiva a Latina, in condizioni gravissime per una insufficienza respiratoria. Risposi che non avevo alcuna possibilità di aiutarla e le chiesi quale fosse la malattia della figlia: aveva un linfoma di Hodgkin, patologia nella maggior parte dei casi guaribile con la vera terapia, se si interviene in tempo, ma purtroppo non curabile dal multitrattamento Di Bella. Parlai con il medico responsabile della Terapia intensiva, il quale mi disse che a suo avviso la prognosi era infausta; infatti la giovane paziente, di circa vent'anni, morì il giorno dopo.

Il secondo caso riguarda un bambino con una leucemia linfoblastica acuta (LAL) che, pur avendo risposto molto bene alle nostre cure, aveva avuto una recidiva terribile. I genitori non accettarono la cosa e decisero di non farlo più curare da noi, nonostante avesse ancora molte possibilità di guarigione. Continuammo a seguire il bambino perché ce lo chiesero, malgrado avessero scelto le pseudocure Di Bella. Gli eravamo molto affezionati e lo seguimmo con tanto dolore nella tragica evoluzione della sua malattia.

Il terzo caso è quello di un giovane che aveva da poco compiuto diciotto anni e sembrava non dovesse avere più problemi in quanto, curato per una leucemia linfoblastica acuta, aveva risposto in modo completo ed era stato bene per più di due anni. Per i genitori la recidiva fu una tragedia inaspettata. Parlammo con loro, che erano giustamente disperati, spiegando che bisognava ricominciare la chemioterapia con gli annessi effetti collaterali, fra cui la caduta dei capelli, ma anche una elevata probabilità di ottenere una risposta e la conseguente guarigione. Mi dissero che non se la sentivano di intraprendere questo nuovo, estenuante percorso, in quanto avevano avuto grandi speranze dal dottor Di Bella. Cercai di far capire loro che il figlio sarebbe morto, ma non vollero sentire ragioni. Non mi arresi e volli parlare anche con il ragazzo, che era diventato maggiorenne, ma fu inutile, ormai l'avevano convinto che con una cura per nulla impegnativa sarebbe guarito. Non lo seguimmo direttamente, ma il decorso fu drammatico, fino alla morte tra notevoli sofferenze. Sofferenze non risolte né alleviate con un'adeguata terapia sintomatica, farmaci antidolorifici e trasfusioni di globuli rossi e piastrine.

Va poi ricordato che i farmaci (non disponibili: non si sa dove li trovassero i pazienti), consistenti in compresse di melatonina e una soluzione di retinoidi, vennero preparati dallo Stabilimento chimico farmaceutico militare di Firenze secondo le indicazioni dello stesso professor Di Bella.

In quel periodo, circa quindici anni fa, migliaia di persone fecero ricorso alla terapia, che ebbe anche il sostegno e la propaganda di alcuni giornalisti molto noti di radio, TV e carta stampata. Ci fu una campagna mediatica incalzante e insensata che coinvolse l'opinione pubblica e spinse molti magistrati a intervenire, obbligando alcune strutture sanitarie del Sud a fornire gratuitamente la cura ai pazienti, anche a quelli con malattie inserite nel protocollo. Fu un'ondata di irrazionalità che pervase il Paese al punto che, il 31 gennaio 1998, facendo riferimento proprio al caso italiano, la prestigiosa rivista scientifica *Lancet* scrisse: «Più giudizi clinici e meno giudici clinici».[3] Un monito che rimase inascoltato.

Un altro effetto di questa vicenda fu la creazione di una sorta di rete di «dibelliani», ossia di medici che, senza nessuna preparazione specifica sul cancro, si improvvisavano oncologi durante riunioni frequentate da centinaia di pazienti, famigliari e operatori sanitari.

Prima della pubblicazione dei risultati dei protocolli partecipai, come delegato del ministro Bindi, a una trasmissione televisiva in prima serata sulla cura Di Bella. C'era ormai un clima da stadio. I conduttori erano Maurizio Costanzo ed Enrico Mentana, e la mia controparte era il figlio del

3. «More clinical judgment, fewer 'clinical' judges», editoriale di *The Lancet*, vol. 351, 31 gennaio 1998 (http://download.thelancet.com/pdfs/journals/lancet/PIIS0140673698210051.pdf).

professore, Giuseppe, un medico otorinolaringoiatra, che mi accusò di rottamare i miei pazienti con chemio e radioterapia. Gli stessi conduttori erano sgomenti e il ministro si schierò subito dalla mia parte.

Come mai, dopo tanti anni, si parla ancora della cura Di Bella? Succede perché, nonostante la sua ormai acclarata inefficacia, il multitrattamento viene tuttora eseguito e propagandato da Giuseppe Di Bella, affiancato da una ventina di medici in tutta Italia. Ci sono malati che sostengono di essere guariti e l'otorino porta ancora oggi alcuni dati a sostegno: studi che dimostrerebbero un'attività su cellule del carcinoma della mammella e un referto dell'Istituto europeo che registra il miglioramento della TAC di un paziente con cancro. Ma il primo è uno studio in vitro senza alcun valore clinico, e per il secondo non c'è un referto di base sul quale fare un confronto radiologico tra il prima e il dopo.

A sostegno delle sue tesi, Giuseppe Di Bella porta con enfasi la pubblicazione di risultati non significativi, a causa dei pochi pazienti valutati e degli autori, che sono sempre gli stessi e solo italiani.

Gli scienziati veri e autorevoli sono unanimi nel giudizio: la multiterapia è inefficace; inoltre, è rimasta identica in più di vent'anni, e presenta molti principi attivi che non sono mai stati valutati in associazione (e in tal caso gli effetti potrebbero diminuire o addirittura annullarsi). Oltre tutto, in teoria la cura sarebbe efficace per qualunque tipo di cancro, il che è assolutamente inverosimile.

Per quanto riguarda alcuni tumori del sangue, è noto che vi sono forme di leucemia cronica e di linfomi che possono, senza cure, restare stabili anche per anni. Peraltro, nel multitrattamento è presente anche un chemioterapico, la ciclofosfamide. Sebbene si trovi in dose bassa, solo 50 milligrammi al giorno, se somministrata per settimane o mesi, può essere molto efficace, determinando una stabilizzazione o addirittura una regressione anche completa, se si tratta, appunto, di una leucemia linfatica cronica o di un linfoma. Questo farmaco può inoltre determinare una diminuzione dei globuli bianchi e delle piastrine, che richiedono dunque controlli per evitare il rischio di infezioni ed emorragie. È quindi a tutti gli effetti una chemioterapia, pur se blanda.

Le vere terapie cambiano perché, come la scienza, sono in continua evoluzione. Le pseudocure no, restano sempre uguali. Le terapie affidabili sono state adeguatamente e rigorosamente valutate, i falsi farmaci no. Nel caso del multitrattamento Di Bella, i diversi medicinali non sono mai stati validati né come dosi né in associazione. L'unico che mantiene la sua attività è la ciclofosfamide, ossia il chemioterapico. Vorrei poi citare un dato importante: in Cina e a Hong Kong, dove sono nate alcune cure alternative che sono disponibili gratuitamente insieme con quelle ufficiali, solo il 15 per cento della popolazione vi ricorre, mentre in Italia la percentuale è molto più alta.

Anche negli Stati Uniti sono state utilizzate per anni delle cure «miracolose», a dimostrazione che l'Italia e l'Europa non sono le sole ad avere a che fare con questo fenomeno. Voglio ricordare il laetrile, sostanza ricavata dalle mandorle amare e impiegata per il trattamento dei tumori anche ematologici, con esiti disastrosi e addirittura morte dei pazienti, che sarebbero potuti altrimenti guarire con le vere terapie. La sostanza era talmente tossica da provocare effetti collaterali pesantissimi. Nonostante l'intervento del governo federale, ci sono voluti anni per demolire le illusioni mal riposte dei malati. E purtroppo, ancora oggi, il laetrile si può trovare in Messico o illegalmente su Internet.

Gli americani, poi, spendono centinaia di milioni di dollari in vitamine. Per anni, e prima che le ricerche ne escludessero qualsiasi efficacia, è stata utilizzata la vitamina C a dosi massicce come presunta cura per il cancro. Nel 1998 venne invece pubblicizzata e ampiamente usata la vitamina O, che si dimostrò essere acqua salata e che fortunatamente fu presto abbandonata.

Tornando in Italia, non posso non parlare del caso Vannoni e del suo metodo Stamina. Una vicenda che ha suscitato un clamore mediatico tale da far definire il suo ideatore «il nuovo Di Bella».[4] Il metodo è stato messo a punto da Davide Vannoni, laureato in Lettere e filosofia ed ex professore associato di Psicologia della comunicazione presso la facoltà di Filosofia dell'università di Udine.

Vorrei fare un confronto tra le due figure, Giuseppe Di Bella e Vannoni.

4. Per una ricostruzione del caso si può leggere l'articolo «Alle origini del 'metodo Stamina': dalla periferia di Torino alla ribalta nazionale», di Adriana Bazzi, pubblicato sul *Corriere della Sera* del 25 marzo 2013 (www.corriere.it/salute/speciali/2013/staminali/notizie/storia-metodo-stamina_a7051b94-96f1-11e2-b7d6-c608a71e3eb8.shtml).

Il primo è un medico specialista in otorinolaringoiatria, il secondo non è né un medico né uno psichiatra. Di Bella ha riesaminato la multiterapia creata da suo padre, la stessa bocciata quindici anni fa da una commissione che riuniva i migliori oncologi d'Italia. In quanto otorino, potrebbe conoscere i tumori del cavo orale, del naso, della gola, quindi forme localizzate, ma lui sostiene di curare numerose varietà, completamente diverse sia dal punto di vista istologico sia della diffusione della malattia. Non credo che il dottor Di Bella conosca tutte queste varietà di cancro, di sicuro non le leucemie, i linfomi o i mielomi, ma sa bene che non hanno alcuna regressione se curate con la multiterapia, a parte l'azione dovuta alla presenza del chemioterapico. Certamente non è attiva nelle leucemie acute, che possono essere così gravi da portare alla morte del paziente nel giro di pochi giorni.

Vannoni, laureato in Lettere e filosofia, si è occupato di marketing turistico e marketing sanitario, esperienza, quest'ultima, che gli è servita anche nella sua attività di abilissimo promotore di Stamina. Fa risalire la scoperta della cura a un'esperienza diretta come paziente affetto da paresi facciale, risolta con l'intervento di due biologi ucraini. Li ha poi convinti a trasferirsi in Piemonte per creare, insieme con lui, una Srl, la Re-Gene: la società aveva lo scopo di svolgere ricerche sulle cellule staminali mesenchimali, stimolandone la differenziazione in vitro in tempi sempre più brevi.

Dalla sperimentazione in laboratorio è passato poi – senza autorizzazione alcuna – all'impiego in vivo delle sue cellule. Queste avrebbero dovuto produrre cellule nervose, mentre è noto che le staminali mesenchimali sono in grado di creare solo tessuto osseo e cartilagineo. Nonostante i risultati drammatici, con due pazienti morti su cinque trattati e due peggiorati con le mesenchimali allestite presso la Cell Factory di Monza, Vannoni non si dà per vinto e ottiene di iniziare una sperimentazione presso gli Spedali Civili di Brescia, anche stavolta senza alcuna autorizzazione da parte delle autorità competenti. Nemmeno l'inchiesta aperta dal magistrato Raffaele Guariniello, dove risulterebbe indagato, lo ferma. A Brescia è coinvolto nella sperimentazione di Stamina il Centro trapianti pediatrico, legato al dottor Andolina, già responsabile del centro di Trieste dove erano state utilizzate le cellule mesenchimali.

Un aspetto importante di questa vicenda è quello economico. Anche se Vannoni dichiara di curare gratuitamente chi non ha possibilità, i pazienti avrebbero sostenuto di avere pagato somme anche molto elevate. Quanto alle accuse di non avere alcuna formazione scientifica, lui replica affermando di avere un'esperienza sul campo di dieci anni e di contare su un gruppo di medici che eseguono sia le biopsie osteomidollari per prelevare le cellule mesenchimali, sia le somministrazioni delle cellule in due volte, la prima endovena, la seconda intrarachide, cioè come puntura lombare.

La differenza tra la multiterapia Di Bella e la Stamina di Vanoni sta sostanzialmente nel fatto che per il cancro nelle sue diverse forme ci sono cure valide ed efficaci, che possono portare alla completa regressione e guarigione. Per le malattie neurologiche degenerative – che secondo Vannoni sono più di cento – non esistono invece cure. E questo è il suo messaggio vincente, che riesce a fare presa sui malati, sulle loro famiglie – soprattutto quelle dei bambini – e su una parte dell'opinione pubblica. Una speranza, pur minima, è meglio di nessuna speranza. Ecco perché i pazienti e i loro cari vogliono a tutti i costi provare il metodo Stamina, anche se mancano dati sia sull'efficacia sia sulla sicurezza.

È il nulla contro qualcosa. E quel qualcosa, per molte famiglie, è tutto, visto che la morte è l'unico epilogo possibile per queste malattie. Quindi, che i genitori lottino con tutte le loro forze per avere accesso a quella che sperano sia una cura è comprensibile, la loro disperazione merita rispetto. Ciò che invece è inaccettabile è che Vannoni e il suo gruppo parlino di questo metodo come di una soluzione miracolosa al dramma dei malati e di chi sta loro accanto. Stamina non ha alcuna autorizzazione dalle autorità di controllo – l'AIFA, l'Istituto superiore di sanità, il Centro trapianti, il ministero della Salute –, le quali, prima di consentirne l'impiego, richiedono garanzie sia per l'assenza di tossicità sia per l'efficacia. Il comitato scientifico che doveva pronunciarsi sul metodo lo ha bocciato, comunicando al ministero della Salute che non ci sono le fondamenta scientifiche per avviare una sperimentazione.

Se nonostante questo il Servizio sanitario nazionale rendesse disponibili gratuitamente queste non-cure, l'Italia sarebbe il primo Paese del mondo occidentale a diventare meta del «turismo staminale», come già avviene in Oriente e in varie nazioni dove sono attivi gruppi che abusivamente utilizzano in vivo cellule mesenchimali.

Il metodo Stamina è stato condannato senza appello anche da *Nature*, una delle più autorevoli riviste internazionali. E, come è stato fatto notare, le immagini pubblicate da Vannoni – di due cellule nervose generate in vitro dalle mesenchimali – appartengono a un vecchio studio, come peraltro confermato dall'autrice stessa, una biologa ucraina. Quelle immagini sono state utilizzate per cercare di ottenere un brevetto negli Stati Uniti, comunque bocciato per ben due volte dal Patent Office.

Gli scienziati italiani che si occupano di staminali sono unanimi nel giudicare negativamente Stamina per la mancanza totale di risultati validi in vivo. E dal momento che i fondi per le ricerche sono sempre meno consistenti, bisogna seguire un criterio rigoroso per la loro distribuzione. Come giustamente sottolinea il professor Angelo Vescovi – che da anni effettua ricerche sulle staminali: ha già trapiantato due pazienti e sta per trapiantarne un terzo –, non sarebbe accettabile un finanziamento a Stamina quando in tutta Italia ci sono laboratori di altissimo livello che aspettano di essere sostenuti e vanno avanti tra mille difficoltà.

Altri quattro esperti italiani di prestigio hanno recentemente bocciato Stamina: il professor Giulio Naldini, direttore del progetto Telethon al San Raffaele; il professor Bruno Dalla Piccola, genetista e direttore scientifico del Bambino Gesù di Roma; il professor Paolo Bianco, direttore del laboratorio dell'Università Sapienza di Roma; e il professor De Maggia, direttore scientifico dell'IFO (Istituti fisioterapici ospitalieri).

La professoressa Elena Cattaneo, nominata senatrice

a vita per meriti scientifici dal presidente Giorgio Napolitano, non ha dubbi: la scienza medica pubblica i dati, li replica e dà le prove della loro validità. Stamina – sostiene Cattaneo – è solo alchimia, non ha nulla di ciò che si definisce scienza.[5]

Ancora, in un comunicato elaborato dal professor Mantovani, direttore di Humanitas, a nome delle società scientifiche più importanti (la Società italiana di ematologia, la Società italiana di immunologia e immunologia clinica e allergologia, il Gruppo italiano trapianto midollo osseo, l'università di Milano, la Sapienza di Roma, gli Istituti Humanitas, il Gaslini e il San Raffaele), si sottolinea la mancanza totale di risultati e si ribadisce l'importanza di tutelare i pazienti e i loro famigliari.[6]

Tutti sono concordi su un punto, e cioè che sarebbero ben felici di poter valutare positivamente il metodo Stamina, ma purtroppo non c'è alcuna prova della sua efficacia e non tossicità, anche per la mancanza dei presupposti teorici sulla differenziazione delle mesenchimali in cellule nervose.

Io li capisco molto bene, i genitori dei bambini colpiti da malattie che diventano progressivamente sempre più gravi e per le quali la scienza non offre alcuna terapia. Se

5. L'articolo sul metodo Stamina di Elena Cattaneo, pubblicato da *Il Sole 24 Ore* il 23 settembre 2013, si può leggere sul sito dell'Associazione Luca Coscioni (www.associazionelucacoscioni.it/rassegnastampa/venghino-vedere-siori).

6. La «Lettera aperta all'ex ministro della Salute Renato Balduzzi firmata da nove scienziati a nome di sei società scientifiche e gruppi di lavoro in data 15-3-2013» è consultabile sul sito de *Il Sole 24 Ore* (www.sanita.ilsole24ore.com/art/medicina-e-scienza/2013-03-15/staminali-mondo-scientifico-protesta-192342.php).

non hai vie d'uscita, vuoi tentare il tutto per tutto. Così, basta che si diffondano voci su qualche miglioramento riscontrato in pazienti trattati con Stamina perché diventi impossibile negare questa unica – lo ripeto: *unica* – possibilità. Di fronte a un barlume di speranza, è impossibile convincere i genitori che se il cervello è alterato, non c'è nulla che si possa fare.[7]

Il professor William Arcese (direttore del reparto Trapianti di midollo del Policlinico Tor Vergata), altro grande esperto di trapianti di cellule staminali nelle malattie ematologiche, prende in esame l'altra possibilità richiesta da Vannoni, ossia l'uso compassionevole di Stamina. Il problema è che tale utilizzo prevede il ricorso a terapie che, seppure non definitivamente codificate, abbiano comunque dimostrato una potenziale efficacia per la patologia in esame o per altre simili. Efficacia comprovata da precedenti studi sperimentali e clinici. Non si basa dunque sul concetto di «compassione» per il paziente. Ecco perché non è giustificato un intervento sperimentale solo perché – si dice – tanto il malato, spesso un bambino, morirà comunque. Questo è eticamente inaccettabile e porta a derive pericolose. Può essere, a mio parere, impossibile impedire a un genitore di fare quanto può per tentare di guarire un figlio, ma il punto resta comunque quello di non lasciare spazio a idee

7. L'articolo «Infusioni a cinque bambini. Poi si decise lo stop: 'Nessun miglioramento'» (www.corriere.it/salute/speciali/2013/staminali/notizie/infusioni-cinque-bambini_01d1be5e-9866-11e2-948e-f420e2a76e37.shtml) ricostruisce la vicenda dei cinque piccoli pazienti curati con staminali mesenchimali all'Ospedale Burlo Garofalo di Trieste.

fuorvianti senza che vi siano dati riproducibili e certificabili, e quindi presupposti scientifici validi.

Non possono e non devono diventare prove i provvedimenti giudiziari, non in presenza di un parere negativo dell'Istituto superiore di sanità e dell'Agenzia del farmaco, e non dopo che un magistrato come Guariniello ha avviato un'inchiesta.

Ma, a parte la sua totale inefficacia, Stamina è per lo meno priva di pericoli? No, non lo è, tanto che in molti casi sono state riscontrate conseguenze anche serie. Ci sono stati pazienti con gravi tossicità abbandonati dai medici, che si preoccupavano solo di far firmare liberatorie a chi aveva avuto crisi epilettiche e problemi di deambulazione. Ci vuole grande prudenza e attenzione anche per l'esecuzione delle biopsie osteomidollari e per la somministrazione intrarachide delle cellule mesenchimali, procedure non scevre di pericoli.

Le testimonianze a favore di Stamina arrivano quasi sempre dai parenti dei malati, spesso bambini, che dicono di avere visto dei miglioramenti. Per un genitore che assiste impotente al decorso della malattia del figlio è impossibile resistere a chi promette un progresso o una guarigione. Ci sono famiglie che arrivano a spendere anche 90.000 euro per andare in Asia per un trapianto di cellule mesenchimali, senza alcuna garanzia. Cifre che la maggior parte di loro non può permettersi, e da qui la pressione per poter accedere gratuitamente, a titolo compassionevole, al metodo Stamina. Ma questa situazione non può giustificare l'avvio di una sperimentazione.

Come dicono all'estero di noi – ed è una considerazione molto triste –, nel campo della ricerca siamo davvero il Paese del bunga-bunga.

Discorso diverso da quello sulle cure alternative si deve fare per l'omeopatia, che non è alternativa, bensì complementare. L'omeopata è comunque un medico che crede nella sua terapia. Non voglio entrare in una discussione sulla possibilità di diluire un numero indefinito di volte un farmaco senza che questo – grazie alla cosiddetta memoria dell'acqua – perda la sua attività. Non ne ho la competenza, e non mi sembra fondamentale, anche se posso affermare senza timore di smentita che nessun esperimento sui trattamenti omeopatici si è mai potuto ripetere. Quel che invece mi preme sottolineare è che nessun vero omeopata, da medico serio quale di norma è, sostiene di poter curare il cancro né consiglia al paziente di interrompere le terapie tradizionali per sostituirle con l'omeopatia. Quest'ultima può tuttavia affiancare la medicina tradizionale, perché il malato spesso trova dei vantaggi nel miglioramento della sua qualità di vita. Un effetto simile al placebo, alla cui somministrazione, in luogo del vero trattamento, risponde una certa percentuale di pazienti.

Attualmente i farmaci omeopatici sono quasi sempre a carico del malato e non del Servizio sanitario nazionale, e ciò è corretto, dal momento che la loro efficacia non è stata provata. Soltanto nell'Ospedale Petruccioli di Pitigliano (GR) è possibile integrare la medicina ufficiale con quelle complementari.[8] È importante che i pazienti oncologici che prendono rimedi omeopatici informino gli specialisti da cui sono in cura. Detto questo, non sottovaluto l'importanza del supporto psicologico che i medici omeopati danno al malato in termini di ascolto e presa in carico del suo benessere. Si dovrebbe sempre realizzare una sorta di filiera, composta da oncologo, terapista del dolore, medico di famiglia e omeopata, volta a curare al meglio il malato.

Bisogna tenere costantemente presente il benessere complessivo del paziente, il quale ha diritto ad avere intorno a sé un ambiente che possa influire positivamente sul suo umore e quindi sulla sua capacità di affrontare la malattia. È bene dunque realizzare spazi verdi negli ospedali, come quelli progettati da Renzo Piano. E soprattutto affiancare il più possibile i malati nella loro battaglia, una condizione che richiede disponibilità di tempo. Lo fa, per esempio, la sezione torinese dell'Associazione italiana contro le leucemie, i linfomi e il mieloma, che organizza utili colloqui e incontri con chi è colpito da leucemia mieloide cronica al fine di gestire meglio l'ansia e lo stress, anche nei rapporti con i famigliari.

Le uniche cure efficaci contro i tumori sono sempre impegnative, e possono accompagnarsi anche a sofferenze pesanti. È comprensibile che i malati cerchino di evitare

8. La pagina web dedicata al Centro di medicina integrata dell'ospedale di Pitigliano si trova all'indirizzo www.usl9.grosseto.it/default.asp?idcontenuto=939

ulteriori disagi, che purtroppo possono essere presenti nel cammino verso la guarigione. Ma noi medici non possiamo accettare senza combattere che i nostri pazienti abbandonino una terapia scientificamente valida per mettersi nelle mani di chi promette qualcosa che non potrà mai mantenere. È uno spreco di tempo e soprattutto di vita.

Quello che i malati cercano, e talora trovano, altrove è una capacità di ascolto del loro dolore e una empatia che i dottori tendono spesso a trascurare. Invece, quell'umanità deve far parte del nostro bagaglio professionale, alla pari degli studi e delle capacità scientifiche. Non dimentichiamolo mai.

6
Spending review

Il nostro servizio sanitario è tra i migliori del mondo. È una realtà incontestabile, anche se la percezione dell'opinione pubblica è diversa perché i nostri media spesso insistono nel sottolinearne fallimenti e mancanze. La verità è però un'altra: gli episodi di malasanità, che comunque non dovrebbero esserci, sono solo una piccolissima percentuale di un insieme che funziona molto bene.

Certo, non possiamo dimenticare come tra le diverse regioni ci siano forti differenze nell'offerta dei servizi sanitari. Come si è detto, in genere le condizioni nel Sud Italia sono peggiori, anche se pure lì sono presenti aziende sanitarie che possono tranquillamente competere con quelle settentrionali.

Oggi si parla molto di spending review, ossia di revisione della spesa, ma sebbene sia necessario procedere al taglio degli sprechi e dei costi inutili, è comunque indispensabile mettere qualche paletto, visto che parliamo della salute dei cittadini. Dobbiamo risparmiare, certo, ma bisogna stare molto attenti a farlo senza compromettere il Servizio sanitario nazionale.

Non si può tagliare il diritto del malato a essere curato nel migliore dei modi. Ecco perché, per esempio, per le malattie croniche, indagini di laboratorio e farmaci devono restare gratuiti. Si tratta infatti di forme morbose congenite o acquisite, e l'accesso alle cure deve prescindere dal reddito.

Per tutti gli altri malati, invece, si deve tenere conto del livello di reddito. Se questo supera i 100.000 euro l'anno, i pazienti dovranno pagarsi farmaci e analisi di laboratorio. Peraltro, è facile che chi ha entrate così alte abbia anche un'assicurazione privata che copre le spese, dunque per la sanità pubblica questo è un risparmio mirato.

E, a proposito di assicurazioni, c'è un problema che deve essere affrontato e risolto. Se una struttura privata ha una convenzione con l'assicurazione del paziente, sono pressoché gratuite tutte le analisi di laboratorio, le indagini radiologiche anche più complesse, gli interventi chirurgici e le ricerche anche invasive. Ma se quegli stessi accertamenti il paziente assicurato li fa in una struttura pubblica, il costo è tutto a carico del Servizio sanitario nazionale, il che è un evidente paradosso. Paradosso che potrebbe essere risolto inserendo nel contratto assicurativo una clausola secondo la quale anche i costi di indagini e terapie svolte in strutture pubbliche sono a carico dell'assicurazione. Un passaggio semplice che però consentirebbe un notevole risparmio.

Un punto che va tenuto fermo è invece il ticket sanitario. Abolirlo significherebbe togliere l'unico deterrente alla prescrizione di farmaci e analisi superflue. Se un paziente sa che non dovrà sostenere alcuna spesa per fare indagini che nemmeno il medico di famiglia reputa necessarie, non avrà alcuna remora a farsele prescrivere ugualmente. Dovendole pagare, farà invece solo quelle che sono davvero importanti per la sua salute, con un risparmio per la sanità pubblica. Il ticket dovrebbe dunque essere eliminato solo in presenza di malattie croniche, e per il resto proporzionato al reddito: abolito per chi ha entrate inferiori ai 30.000 euro annui, massimo per chi può contare su un reddito superiore ai 100.000 euro.

Il medico di famiglia, oggi ingiustamente sottovalutato, ha un ruolo fondamentale nella prospettiva di una razionalizzazione dell'intero sistema sanitario. È a lui che spetta il compito di fare una selezione nella prescrizione dei farmaci, è lui che deve operare una distinzione tra quelli utili, i «salvavita» – i quali perciò dovrebbero essere gratuiti – e quelli inutili e addirittura potenzialmente dannosi, che non andrebbero prescritti nemmeno per placare le ansie dei malati.

Tocca sempre al medico di famiglia il delicato ruolo di coordinamento con lo specialista che ha in cura il suo paziente. Dovrà comunicare con lo specialista per avere ben chiaro il quadro dei medicinali assunti complessivamente dal malato, in modo da capire se la loro efficacia possa essere annullata o compromessa dai diversi farmaci che lui stesso e lo specialista hanno prescritto. A volte il paziente si ritrova in mano ricette per cinque o addirittura dieci medicinali, una gran confusione nella quale è difficile orientarsi, e spesso non ha nemmeno il tempo materiale di assumerli tutti durante una giornata. Il risultato è che, lasciato a se stesso, alla fine decide da solo quali prendere, eliminare e associare, riducendo il numero di somministrazioni e dunque, spesso, l'efficacia delle cure.

I medicinali, prescritti con un costo notevole a carico del Servizio sanitario nazionale, spesso rimangono ancora confezionati in casa, dove magari non verranno mai assunti, per essere infine buttati via. Questo è un ulteriore spreco, ed è anche da tali storture – solo in apparenza minori – che si deve partire per gestire il bilancio della sanità. Le autorità competenti – il ministero della Salute, l'Istituto superiore di sanità e l'AIFA – dovrebbero, con campagne radiotelevisive, informare i cittadini che l'assunzione di troppi farmaci non è senza conseguenze e che i danni di questa superficialità nella cura della propria salute sono concreti. Si avrebbe così una riduzione nelle prescrizioni e quindi nei consumi, con notevoli risparmi e vantaggi per i malati.

Purtroppo, succede il contrario. In TV passano in continuazione spot di medicinali che vengono poi acquistati senza il filtro della prescrizione medica, ed è un reale pericolo. Tra i farmaci spesso inutili, eppure consumati in quantità preoccupante, ci sono gli antidepressivi. I pazienti dovrebbero essere seguiti da uno psichiatra che non si limiti a fare una ricetta ma li metta anche in guardia da imprevedibili effetti a lungo termine, quali obesità e diabete. Il pediatra deve poi vigilare sulla somministrazione di questo tipo di medicinali a bambini e adolescenti, visto che non sono prodotti innocui.

Del tutto superflui sono poi gli integratori e le vitamine

in generale, anche quelli molto graditi ai consumatori. Peccato che non siano di alcun aiuto per la salute, ma almeno non sono a carico del Servizio sanitario nazionale.

Un risparmio sicuro senza compromettere la tenuta e l'efficienza della nostra sanità si ottiene con l'impiego dei farmaci equivalenti, o generici, che contengono lo stesso principio attivo del medicinale di riferimento di cui è scaduto il brevetto. L'unica differenza è nella denominazione, che diventa quella del principio stesso. Sono farmaci assolutamente sicuri visto che, prima della loro commercializzazione, deve esserne dimostrata e testata l'equivalenza con il prodotto originario, con le stesse indicazioni, dosi e vie di somministrazione. Negli Stati Uniti e nel Nord Europa i farmaci generici hanno pressoché rimpiazzato gli originali, visto che vengono preferiti dall'80 per cento dei consumatori. In Italia, inspiegabilmente, non è così. I numeri parlano chiaro: ad acquistarli è solo il 15, al massimo il 20 per cento dei pazienti. Forse è un problema di scarsa informazione, forse si pensa erroneamente che senza la marca conosciuta non siano affidabili, ma il risultato di questa disinformazione resta uno spreco di denaro. I farmaci equivalenti costano circa il 30 per cento in meno rispetto a quelli di marca e sono identici per composizione ed efficacia. Per incentivarne l'acquisto, bisognerebbe renderlo obbligatorio in tutte le regioni.

Per i biosimilari – farmaci molecolari – il risparmio è addirittura superiore al 30 per cento, ma la situazione è più complessa. Prima della loro immissione sul mercato si richiede infatti una lunga sperimentazione, anche di anni, la stessa del medicinale originale. Fino a questo momento, i farmaci il cui brevetto è scaduto sono pochi, ma quei pochi sono molto costosi e di impiego diffuso come – per l'Ematologia – l'eritropoietina e il fattore di crescita granulocitaria. Il biosimilare può essere utilizzato solo se prescritto dall'inizio della malattia, altrimenti si deve continuare con l'originale fino a sperimentazione conclusa per il biosimilare.

Altre spese che possono essere ridimensionate sono quelle per indagini di laboratorio e analisi radiologiche complesse. Non è accettabile che vengano moltiplicate a dismisura, a meno che non siano a carico del malato. Anche in questo caso è innanzitutto il medico di famiglia a dover intervenire, è lui il primo anello di una auspicabile catena virtuosa.

È stato proposto che fosse obbligatorio per i medici un periodo di frequenza in ospedale per seguire i propri malati. In questo modo potrebbero essere aggiornati sul percorso clinico dei pazienti, concordando con i medici ospedalieri indagini e terapie, con sicura riduzione della durata dei ricoveri e dunque dei costi. Anche i laboratori e i centri radiologici dovrebbero essere coinvolti in questo tentativo di razionalizzazione delle spese: per le analisi radiologiche, anche le più complesse come TAC, risonanza magnetica e PET, lo stesso radiologo dovrebbe confrontarsi circa la loro reale utilità con il medico che le ha prescritte, eliminando le indagini superflue e sottolineando i rischi ai quali si può andare incontro.

Questa sinergia avrebbe come risultato, non certo secondario, anche di ridurre le liste di attesa infinite che ci sono oggi, liberando spazi e risorse e non obbligando i pazienti con necessità urgenti e concrete a rivolgersi alle strutture private, con un sacrificio economico spesso insostenibile.

Negli Stati Uniti, più del 90 per cento dei medici intervistati dichiara di prescrivere analisi anche se le reputa inutili, solo per mettersi al riparo da eventuali azioni legali. In Italia succede la stessa cosa, le cause sono all'ordine del giorno e questo ha comportato un enorme aumento delle indagini mediche. Nel nostro Paese, ogni anno, vengono eseguiti 40 milioni di TAC, un numero sproporzionato di esami spesso inutili e potenzialmente pericolosi per gli effetti delle radiazioni sul lungo periodo. Ed è un problema serio, soprattutto quando parliamo di bambini. Il pediatra deve essere in grado di resistere alle pressioni dei genitori che spesso, in preda a un'ansia comprensibile, vorrebbero una TAC anche quando non sarebbe né utile né tanto meno risolutiva. Si tratta invece di un esame da prescrivere solo in casi estremi, e i famigliari dovrebbero dare il loro consenso soltanto dopo essere stati informati sui rischi legati a questo tipo di indagini e se convinti della loro necessità.

I bambini sono peraltro da tutelare anche quando parliamo di farmaci. Ormai i genitori tendono a dare gli antibiotici anche all'inizio di una banale febbre, mentre i pediatri dovrebbero convincere le mamme a utilizzarli in via eccezionale e non come regola.

Infine, altra spesa superflua, ancorché difficilmente eliminabile, è quella che ogni anno viene alimentata dai cosiddetti malati immaginari. Individui sanissimi, eppure divoratori di medicinali a carico del servizio sanitario, in perenne guerra per debellare malattie presenti solo nella loro mente. E in questa autosuggestione non poca influenza hanno le serie televisive che raccontano ogni genere di casi clinici, con una miniera inesauribile di suggerimenti. Il medico generico ben poco potrà fare con questa categoria di pazienti se non intervengono anche i famigliari e uno psichiatra, con il suo supporto specialistico.

Diventa dunque ancora una volta fondamentale il rapporto medico-paziente. I medici devono amare i loro pazienti, già all'inizio dei loro studi, e capire che stima reciproca ed empatia sono ingredienti essenziali della professione. Purtroppo, i dottori sono spesso sommersi da incombenze burocratiche e questo sottrae tempo alla cura del rapporto personale con l'assistito. Ma il medico non è un manager. La sua principale incombenza deve essere il malato, non le scartoffie.

Fin qui, ho parlato a lungo dei risparmi che attengono alla sfera dei pazienti. Ma è ovvio che ci sia un problema di revisione strutturale della sanità pubblica e dei suoi sprechi. Un dato sul quale intervenire è quello della differenza nei costi delle apparecchiature e del materiale in genere, anche quello più semplice come le siringhe monouso di plastica. Differenze che possono essere enormi non solo tra regioni, ma anche tra le diverse aziende sanitarie. Occorre procedere a un'inchiesta approfondita, perché dietro questi divari di spesa c'è una inaccettabile superficialità nella gestione del denaro pubblico. Basti pensare che le stesse siringhe possono costare anche il doppio da una regione all'altra.

Alcuni farmaci, come la levofloxacina, un antibiotico molto usato, hanno un costo di almeno il 30 per cento in più a seconda della zona di impiego. Dovrebbe essere obbligatorio avere una tabella di riferimento con i prezzi di farmaci, apparecchiature e strumenti ai quali gli ospedali pubblici debbano adeguarsi. Sarebbe un modo efficace di combattere non solo gli sprechi, ma anche la corruzione e le tangenti che sono spesso all'origine di queste altrimenti inspiegabili differenze di costo.

Per agire sulle spese superflue o comunque eliminabili, dovrebbe essere creata un'autorità sovraregionale che controlli i contratti pubblici e intervenga per armonizzare un quadro oggi inutilmente frammentato. Si potrebbe così individuare una regione virtuosa e farla diventare un modello di riferimento per quelle che invece presentano bilanci con passivi più alti, come in genere succede nel Centro-Sud, dove peraltro vi sono anche gravi carenze in settori essenziali come la radioterapia, la chirurgia e i centri di Terapia intensiva.

Quanto al bilancio delle regioni, è spesso appesantito dai giochi da equilibristi che vengono fatti in occasione dei ricoveri ospedalieri. È semplice: si sommano diverse diagnosi, si aumentano di conseguenza i codici per le varie prestazioni e così crescono anche i ricavi dei singoli ospedali, che diventano costi per le casse regionali. Eliminare questo passaggio consentirebbe alle realtà locali un taglio sensibile delle spese.

La ricerca del maggior risparmio possibile non dovrà comunque passare per un taglio indiscriminato del personale sanitario: medici, biologi, infermieri e tecnici che vanno in pensione devono essere sostituiti là dove siano necessari per il regolare funzionamento della struttura. In caso contrario, inutile lamentarsi per gli episodi di malasanità, spesso dovuti proprio alla mancanza di personale in grado di garantire un'assistenza costante ed efficiente.

Una volta assicurata la copertura numerica, si può però intervenire sulle piante organiche, che possono essere riviste e adeguate, anche agendo sulla mobilità interna. Perché pure su questo fronte vi sono differenze inaccettabili tra le regioni e tra le stesse aziende sanitarie. È necessario eliminare le rigidità burocratiche e programmare ferie e permessi in modo da non lasciare scoperto nessun settore e nessun periodo. Le malattie non si prendono vacanze, nemmeno a Natale, ed è bene tenere a mente che i pazienti non devono mai restare soli. Per quanto riguarda in particolare gli infermieri, va ricordata l'impressionante carenza di base: in Italia ne abbiamo la metà rispetto a Germania e Gran Bretagna, e comunque da noi questa categoria è presente in numero inferiore rispetto a qualsiasi nazione dell'Europa occidentale.

Anche nell'ottica di una gestione più attenta ai costi e ai ricavi, non si può poi procedere alla chiusura di piccoli ospedali e a un taglio lineare dei posti letto. Se pure è indispensabile una razionalizzazione, si devono valutare con attenzione la tipologia di pazienti, la struttura, la percentuale di letti occupati, ma anche la durata del ricovero legata al tipo di patologia e alle prestazioni. Se si tagliano i posti, deve allora essere al contempo potenziata l'assistenza domiciliare, di cui abbiamo parlato, che comporta grandi vantaggi psicologici per il malato e la sua famiglia, ed enormi risparmi per il Servizio sanitario nazionale.

Un fenomeno ancora frequente è lo spostamento dei malati dal Sud al Nord, in una sorta di emigrazione medica per ottenere in tempi più rapidi ricoveri, prestazioni di routine o soltanto farmaci non disponibili nella propria regione di provenienza. Anche l'assistenza domiciliare è più carente nel Meridione, sebbene fortunatamente non nel campo ematologico, che registra invece una sostanziale omogeneità. Il vantaggio dell'Ematologia è che gli spostamenti da una regione all'altra avvengono solo perché il paziente richiede prestazioni eccezionali e viene dunque indirizzato in centri adatti, comunque noti e contattabili. Quanto al problema della reperibilità dei medicinali, può esistere per tutte le malattie ma dovrebbe essere risolto contattando l'Agenzia italiana del farmaco e non costringendo i malati a spostarsi, con spese a carico del bilancio domestico.

Altra questione che mi sta molto a cuore, e che deve essere compresa in qualsiasi ragionamento si faccia sulla gestione del bilancio della sanità, è quella dei costi del personale sanitario, retribuito con uno stipendio basso, lontanissimo da quello percepito dai direttori generali, dai direttori sanitari e in genere dal personale amministrativo. Un divario che non è spiegabile con nessun pretesto di maggiore professionalità, responsabilità o impegno. Rivalutare le retribuzioni in modo più equo, oltre a essere una scelta eticamente giusta, rappresenterebbe una svolta molto apprezzata dai lavoratori. La gestione del servizio sanitario andrebbe affidata a tecnici competenti, scelti sulla base di un curriculum e non di un colore politico, e pagati il giusto. E, nella stessa ottica, andrebbero eliminate le consulenze esterne, che spesso sono solo alibi per distribuire favori e creare clientele, a vantaggio di una maggiore valorizzazione delle risorse esistenti.

Nella spending review si deve infine tenere conto non solo dei soldi spesi e sprecati, ma anche di quelli a disposizione e non utilizzati, vale a dire dei fondi dell'Unione Europea. In Italia questa opportunità di finanziamento viene quasi del tutto ignorata, e così ogni anno si perdono centinaia di migliaia di euro che potrebbero essere destinati alle mille esigenze della nostra sanità. Anche quello è uno spreco. Una revisione di spesa che sia improntata a criteri di rigore e serietà deve mettere questo capitolo tra i primi punti del suo programma di cambiamento, che non può essere fatto solo di tagli con l'accetta.

Perché, come dice il *New England Journal of Medicine*, si deve passare «dall'etica dei tagli all'etica di evitare gli sprechi»: in tal modo si potrebbe avere tutto ciò che è veramente indispensabile per il bene dei pazienti. Che resta la ricchezza più importante in un Paese che voglia continuare a dirsi civile.

7

La ricerca indipendente: GIMEMA

I NOSTRI ricercatori sono tra i migliori al mondo, ragion per cui vorrei dedicare questo capitolo a un progetto che è la testimonianza concreta di un'eccellenza italiana, contro tutti i deprimenti luoghi comuni. La storia che voglio raccontare è quella della Fondazione GIMEMA (Gruppo italiano malattie ematologiche dell'adulto) e dei suoi risultati.

Si definisce convenzionalmente *ricerca indipendente* la sperimentazione clinica che non è promossa e condotta direttamente dall'industria farmaceutica. Al finanziamento di questo tipo di ricerca è dedicata ogni anno una quota rilevante dei fondi raccolti – in sede nazionale e in molte sezioni provinciali – dall'Associazione italiana contro le leucemie, i linfomi e il mieloma.

È semplice raccontare al pubblico i risultati dell'impiego delle risorse destinate all'assistenza – ossia le residenze per i pazienti e i loro famigliari, l'assistenza domiciliare, il finanziamento ai centri di Ematologia –, perché sono sotto gli occhi di tutti. Più difficile è invece illustrare e far comprendere i frutti della ricerca. I progetti sono astrusi per i non addetti ai lavori e, soprattutto, i risultati possono arrivare dopo molti anni. Spesso è complicato anche spiegare il senso di singoli progetti, che si capiscono solo se inquadrati insieme con altri che li integrano. Questo perché la ricerca è un processo complesso, in continua evoluzione, basato sulla collaborazione di molti gruppi nazionali e internazionali.

In Italia, uno dei più importanti gruppi di ricerca clinica in Ematologia è appunto la Fondazione GIMEMA, che ha protocolli di ricerca in collaborazione con altri gruppi europei.

Semplificando, possiamo dire che fare ricerca significa preparare progetti che ci permettano di raccogliere le informazioni derivanti dalla nostra attività medica di ogni giorno, in modo così corretto e rigoroso da poterle poi utilizzare per prevedere le scelte che ci offrono maggiori probabilità di successo nell'immediato futuro. Le osservazioni isolate di uno o due medici che lavorano da soli, che vedono pochi pazienti nel corso di molti anni e non dispongono di moderne tecnologie diagnostiche possono certo fornire spunti interessanti, ma non permettono di ottenere risultati completi su un determinato fenomeno.

Uno degli aspetti più importanti nelle attività di ricerca è invece quello di produrre informazioni basate su dati solidi, evitando per quanto possibile che un fenomeno verificatosi «casualmente» possa diventare il presupposto di scelte sbagliate. Perché il rischio, in questo campo, è sempre quello di osservare effetti positivi o negativi che non rappresentano la verità scientifica.

Il compito dei grandi network di ricerca, come GIMEMA, è quindi coordinare l'attività del più ampio gruppo di ricercatori possibile, in modo da raccogliere notevoli quantità di dati su un elevato numero di malati, riducendo al minimo il rischio di arrivare a conclusioni errate. Grazie alle più moderne tecnologie statistiche, verrà dunque analizzato un numero di informazioni sufficiente per capire se quello che abbiamo osservato nei nostri pazienti abbia almeno il 95 per cento di probabilità di verificarsi anche per coloro che tratteremo in futuro.

In sostanza, fare ricerca vuol dire progettare e realizzare protocolli operativi tali da poter prevedere il futuro sulla base di quanto osservato in passato. Per arrivare a questo obiettivo è necessario un lavoro sinergico che applichi, in diversi e numerosi centri clinici, gli stessi programmi diagnostici e terapeutici per riunire poi tutti i risultati in un unico database comune.

A tal fine, i ricercatori tentano di creare un deposito comune di esperienze condivise che possa essere messo successivamente a disposizione di tutti.

È un'opera che richiede enormi risorse logistiche e moltissimi strumenti, per questo l'informatica e l'uso delle reti applicate alla raccolta, all'analisi e alla diffusione dei dati stanno avendo un impatto rivoluzionario sull'attività dei ricercatori, e lo avranno sempre di più. Lavorare in rete significa infatti avere l'opportunità di condividere le informazioni molto più rapidamente e in modo più efficiente, accorciando così i tempi per raggiungere i risultati.

Da ciò emerge l'esigenza di un sistema di procedure

accurato e standardizzato che disciplini lo svolgimento di ciascuna sperimentazione. Un sistema sulla base del quale possano essere eseguiti controlli per accertare la veridicità dei dati e dei risultati contenuti nelle presentazioni scientifiche e verificare che tali dati e risultati mantengano il loro valore anche a distanza di tempo.

La ricerca è dunque un sistema molto complesso e per realizzarlo, mantenerlo funzionante e magari migliorarlo sono necessarie grandi risorse.

Le industrie farmaceutiche hanno un ruolo fondamentale nella ricerca medica. I progressi più significativi nella terapia di molte malattie, soprattutto quelle tumorali ma non solo, sono infatti il risultato della messa a punto di nuovi medicinali: dagli antibiotici ai vaccini agli antiblastici, fino ai modernissimi farmaci diretti contro la cellula tumorale. Questi ultimi spesso non sono nemmeno chemioterapici, come succede nel caso degli anticorpi monoclonali e dei farmaci cosiddetti «intelligenti», cioè mirati a correggere una lesione genetico-molecolare presente nelle cellule neoplastiche e non in quelle normali.

È ovvio che solo le grandi industrie possiedono le competenze e le risorse per poter identificare e portare in produzione nuovi medicinali più efficaci; ma queste aziende devono rispondere a criteri economici nella gestione delle loro risorse, sono cioè vincolate a mantenere un bilancio sempre in attivo. Ciò significa che sono «costrette» a investire prevalentemente su farmaci che garantiscano un'alta probabilità di recuperare i costi e quindi di ricavare utili dagli investimenti fatti.

Entrano a questo punto in gioco i gruppi di ricercatori indipendenti che, se ben organizzati e capaci di applicare metodologie scientifiche rigorose, possono allearsi con l'industria farmaceutica, la quale ha a disposizione i nuovi medicinali: il fine è sviluppare strategie terapeutiche che potrebbero non essere state nemmeno prese in considerazione perché non rispondenti a criteri di mercato, ma che sono fondamentali per la salute di alcune categorie di malati.

È questa la cosiddetta ricerca «no profit», che ha come caratteristica fondamentale il fatto di non essere diretta a fini commerciali, al contrario di quanto succede con quella dell'industria. È definita anche «accademica», perché nasce prevalentemente nell'ambito di istituti pubblici di ricerca (università, ospedali o strutture analoghe), e «indipendente», in quanto non condizionata sul piano economico dai risultati che si otterranno. È quindi indispensabile che la ricerca accademica e l'industria farmaceutica agiscano in sinergia e completandosi a vicenda, perché, anche se gli obiettivi sono diversi, nessuna delle due può prescindere dall'interesse finale, che è quello del paziente.

Tutte le nuove sperimentazioni devono essere in primo luogo approvate dai comitati etici, il cui compito è attestare la non tossicità dei nuovi farmaci e l'esistenza di dati preliminari che suggeriscano di preferire il nuovo approccio terapeutico a quello standard. L'eticità delle sperimentazioni è fondamentale: il medico deve operare sempre a vantaggio del malato, al quale non vanno fatti subire danni fisici o morali dai nuovi protocolli terapeutici.

Uno degli esempi più entusiasmanti dell'attività di ricerca

condotta dal GIMEMA è quello sulla terapia della leucemia acuta promielocitica (LAP), una delle forme più terribili, che negli anni Settanta significava la morte entro pochi giorni per chiunque – bambino, adulto o anziano – avesse la sventura di esserne colpito. Nei primi anni Novanta, il GIMEMA avviò un protocollo basato sugli straordinari risultati ottenuti dai medici cinesi con un farmaco nuovo, l'acido retinoico (ATRA): non un chemioterapico, bensì un derivato della vitamina A che non era in commercio, all'inizio preparato direttamente dai ricercatori come un prodotto galenico. I risultati di quel protocollo, in cui l'acido retinoico veniva associato alla chemio, furono travolgenti: più del 60 per cento dei pazienti guarì.

Il nostro protocollo (AIDA) diventò uno dei più utilizzati nel mondo. La leucemia acuta promielocitica, che una volta era mortale, era diventata una delle malattie più curabili. Successivamente il GIMEMA, proseguendo nella sua attività di ricerca, ha sempre migliorato i risultati della terapia di questa forma di leucemia, fino a superare addirittura l'80 per cento di possibilità di guarigione.

Un esito eccezionale, ma c'erano ancora due problemi da affrontare: il primo era rappresentato dai pazienti, che, se non sottoposti a diagnosi e non ricoverati in centri di Ematologia, potevano morire entro poche ore a causa di emorragie. Il secondo, dal fatto che ex malati guariti soffrivano di complicanze invalidanti tardive dovute alla chemioterapia, anche protratta.

Il protocollo più recente, con risultati pubblicati sulla rivista più prestigiosa del mondo, il *New England Journal of Medicine*, ha dimostrato come questa malattia si possa curare senza chemioterapici, associando all'ATRA il triossido di arsenico, che aveva registrato in diversi altri studi recenti (fra i primi, sempre quelli di ricercatori cinesi) una spiccata attività nella leucemia promielocitica.

L'associazione ATRA + arsenico è stata valutata nei confronti del protocollo chemioterapico più efficace del GIMEMA e i risultati ottenuti hanno dimostrato che la nuova terapia è ancora più attiva, con il 97 per cento di pazienti curati rispetto all'84 per cento. Di grande soddisfazione è poi la conferma di questi dati da parte del gruppo cooperativo inglese del Medical Research Council (MRC).

Il GIMEMA ha inoltre deciso di investire molto sulla Qualità di vita (QoL) dei malati, sia durante le cure sia dopo il loro completamento. L'attenzione a questo aspetto dovrebbe infatti far sempre parte del diritto di ogni paziente e del dovere di ogni medico.

Gli studi sulla QoL, mirati all'ottenimento di elementi scientificamente rilevanti per comprendere meglio la prognosi di una determinata malattia nel singolo individuo e assicurargli una terapia ottimale, sono qualcosa di relativamente nuovo e ancora poco approfondito, soprattutto in Ematologia. Si tratta di un settore ultraspecialistico della scienza medica che richiede metodologie rigorose, messe a punto dopo anni di ricerche svolte da esperti del settore. Quasi sempre i medici curanti, compresi gli ematologi, valutano la QoL secondo quanto percepiscono dalle condizioni del paziente, e non attraverso le informazioni che si possono ottenere soltanto dal malato stesso. Si tratta di una distinzione fondamentale: la QoL non deve infatti registrare le impressioni del dottore, ma le sensazioni del paziente. A tal fine sono stati messi a punto questionari ad hoc, validati dai più importanti gruppi di ricerca internazionali, che permettono di raccogliere in modo obiettivo e indipendente una serie di informazioni fornite dal malato, eliminando il filtro esterno del medico. Solo così è infatti possibile valutare la QoL in modo scientificamente corretto, nelle diverse fasi della malattia e della sua terapia.

Su questo importante fronte dell'assistenza al malato, il GIMEMA ha creato un gruppo di lavoro a se stante, ottenendo risultati molto importanti. Dalle informazioni sulla QoL ottenute dai pazienti si è visto, sorprendentemente, che in alcune malattie, anche indipendentemente dai dati clinici e biologici convenzionali, si possono prevedere il decorso e la possibilità di guarigione.

Il GIMEMA, in collaborazione con i volontari dell'AIL, sta inoltre promuovendo diverse ricerche sulla qualità di vita nelle persone affette da malattie ematologiche tumorali e non. Nella leucemia acuta promielocitica, di cui abbiamo parlato precedentemente in relazione all'associazione ATRA + triossido di arsenico, non solo si riscontra una maggiore attività terapeutica ma anche un significativo miglioramento riguardo al modo in cui i pazienti vivono la malattia, la terapia e le sue conseguenze. In una parola, un miglioramento della loro qualità di vita.

Un'altra malattia per la quale questa tipologia di studi ha un ruolo importante è la leucemia mieloide cronica. I risultati ottenuti con le nuove terapie consentono di curarla senza dover utilizzare, come accadeva in passato, il trapianto di cellule staminali come unica procedura efficace. Attualmente un trattamento intensivo, e ancora pericoloso, come il trapianto di staminali nella LMC si deve eseguire soltanto in quei casi, per fortuna eccezionali, che esordiscono con una crisi blastica o evolvono in questa fase, che è simile a una leucemia acuta ma più difficile da trattare.

Una realtà impensabile fino a dieci anni fa, con una sopravvivenza che oggi si avvicina a quella della popolazione normale, registrando anche un netto miglioramento della qualità di vita del malato.

Questi farmaci sono gli inibitori della tirosinchinasi, il cui prototipo è il Glivec, che nella stragrande maggioranza dei casi ottiene – intervenendo nella patogenesi della malattia – non solo la scomparsa dei sintomi e la negativizzazione degli esami di laboratorio, ma anche la normalizzazione a livello citogenetico e addirittura molecolare. Le industrie farmaceutiche, anche in concorrenza fra loro, hanno sintetizzato e reso disponibili nuovi inibitori delle tirosinchinasi più potenti, in grado di curare non solo i pazienti che non tolleravano il Glivec, ma anche quelli resistenti per la comparsa di mutazioni a livello genetico. I nuovi medicinali consentono inoltre di ottenere una risposta non solo più rapida, ma anche più evidente, a livello molecolare. In tutti i malati, però, la terapia con qualunque tipo di inibitore deve essere assunta regolarmente tutti i giorni e vita natural durante.

Da qualche tempo sono iniziati dei protocolli diretti a valutare la possibilità di sospendere la terapia nei casi che abbiano una risposta completa. Si è potuto così dimostrare che, in circa un terzo di quelli analizzati, la sospensione si poteva effettuare senza ricaduta e che negli altri casi, riprendendo il trattamento, si otteneva una nuova risposta.

Avendo a disposizione i nuovi inibitori, vengono oggi condotte in tutto il mondo sperimentazioni dirette a sospendere la terapia nei pazienti con remissione molecolare completa e persistente. I risultati preliminari sono entusiasmanti: si sta dimostrando che, in questi casi, la sospensione non comporterebbe ricadute, realizzando così la guarigione dalla leucemia mieloide cronica. Interrompendo il trattamento, si ha il grande vantaggio di eliminare gli effetti collaterali che, come tutti i farmaci, gli inibitori della tirosinchinasi presentano, e che per il singolo paziente rappresentano una vera e propria schiavitù. Una schiavitù dalla quale ci si può liberare solo con la sospensione della terapia e la possibile guarigione.

Questo risultato eccezionale giustificherebbe gli enormi costi rappresentati dagli investimenti necessari non solo per la sintesi, ma anche per rendere disponibili per i pazienti i nuovi inibitori della tirosinchinasi.

Il Glivec si è poi dimostrato efficace anche in un'altra malattia caratterizzata, come la leucemia mieloide cronica, dalla presenza della stessa anomalia citogenetica, ossia il cromosoma Philadelphia (Ph). Si tratta di una particolare varietà di leucemia linfoblastica acuta che viene definita LAL Ph+. Questa forma, in precedenza considerata una delle più gravi, doveva essere trattata con una chemioterapia intensiva e nei casi, peraltro non frequenti, in cui si otteneva una remissione, si doveva sottoporre il paziente a un trapianto allogenico, quando possibile.

Il GIMEMA fu tra i primi gruppi nel mondo a porsi una domanda: perché non utilizzare il Glivec nella LAL Ph+? L'industria farmaceutica, data la rarità di questo tipo di malattia, non ha finanziato una ricerca, che non avrebbe garantito un ritorno economico, ma si è dichiarata disponibile a collaborare con il GIMEMA fornendo gratuitamente il farmaco. Il primo studio ha dato risultati eccezionali: nei soggetti anziani la terapia con Glivec, associato ai cortisonici, ha consentito di ottenere la remissione completa nel 100 per cento dei casi trattati, in alcuni dei quali di lunga durata. Questi effetti ricordano le nuove terapie con acido retinoico nella leucemia promielocitica, di cui abbiamo parlato; oggi si spera avvenga lo stesso miracolo per la LAL Ph+. Anche in questo caso, infatti, i risultati stanno progressivamente migliorando, sia utilizzando i nuovi farmaci ad attività anti-tirosinchinasica sia potenziando la strategia chemioterapica impiegata in associazione.

È un esempio di circolo virtuoso in cui tutte le parti in causa hanno avuto vantaggi. In primo luogo il paziente, che oggi viene curato includendo sempre gli inibitori della tirosinchinasi, ma anche le industrie farmaceutiche, che hanno visto ampliarsi le indicazioni per i farmaci già in commercio per la LMC e pure quelli per una leucemia acuta, la LAL Ph+. In tale circolo trova posto anche il Servizio sanitario nazionale, che per questa nuova indicazione non ha dovuto sostenere i costi iniziali, che potevano essere a fondo perduto, degli inibitori della tirosinchinasi.

Il GIMEMA ha studiato e sta valutando molti altri protocolli nelle malattie ematologiche. Le tre patologie di cui si è parlato (la leucemia acuta promielocitica, la mieloide cronica e la linfoide acuta Ph+) rappresentano chiari esempi del valore degli studi no profit che, grazie all'indipendenza dei ricercatori, è possibile realizzare soltanto con reti come quella della Fondazione GIMEMA.

Reti che vanno aiutate a crescere, per salvare così un numero sempre maggiore di vite.

Breve cronistoria del GIMEMA

1982: si inaugura l'attività di collaborazione nell'applicazione di nuovi protocolli per il trattamento delle leucemie acute. Il progetto coinvolge inizialmente nove centri.
1986: la gestione dei protocolli e della raccolta dati viene centralizzata, con la creazione di un Centro dati unico.
1996: si appronta un laboratorio centralizzato per la raccolta e analisi dei campioni biologici (sangue e midollo osseo) per la diagnosi e il monitoraggio delle leucemie acute.
1999: è formalmente costituita la fondazione privata di ricerca GIMEMA Onlus.
2004: le attività di ricerca si estendono dalle leucemie acute alle altre patologie ematologiche. Nascono i *Working parties,* gruppi di lavoro specifici per patologia.
2009: l'AIL mette a disposizione la struttura che ospita il Centro di coordinamento delle sperimentazioni cliniche del GIMEMA, a Roma.

8
Il malato

Ho sempre pensato e detto che il paziente deve essere al centro dei pensieri di ogni buon dottore, la sua bussola in ogni momento della vita professionale e privata.

Ecco perché mi sembra più giusto parlare di rapporto malato-medico che non medico-malato. È una questione di priorità, di gerarchia, anche nell'uso dei termini. Bisogna tenere bene a mente, inoltre, che il rapporto non è solo con il dottore ma con tutto il personale dell'ospedale.

Al primo posto accanto al medico, in un ruolo insostituibile, vi sono gli infermieri, ma come non tenere in considerazione anche i volontari, gli assistenti sociali, i biologi e i tecnici di laboratorio, che nelle provette contenenti il materiale da esaminare devono vedere sempre il paziente? Anche il personale addetto alle pulizie ha una funzione essenziale, non solo per l'importanza di mantenere l'ospedale pulito, ma anche perché il malato è attento a chiunque lo circondi: se vede il portantino entrare nella sua stanza con un sorriso rassicurante pensa di non avere alcun problema serio, mentre se quello non sorride (magari per motivi personali) crede di essere peggiorato.

Piccoli dettagli che sono tali solo in apparenza, perché in realtà tutto rientra nella possibilità ed esigenza di garantire il benessere del paziente.

Il malato ricoverato in ospedale deve diventare il padrone della sua camera e l'ospedale deve adattarsi a lui nel miglior modo possibile. Solo così una persona potrà considerare quella stanza il suo alloggio, sia pure provvisorio, e non una prigione, un luogo percepito come scomodo o ostile in cui, oltre alla preoccupazione per la malattia, si aggiunge il disagio.

Il ricovero deve comunque durare solo il tempo strettamente necessario, non un giorno di più. Appena possibile il paziente deve tornare nella propria abitazione, per poi eventualmente, in caso di necessità, essere seguito in ambulatorio, nel day hospital o in assistenza domiciliare. Bisogna comprendere che il malato avverte in ogni momento la mancanza della propria casa, come la sente d'altronde chi si trova lontano per lavoro, anche quando alloggia in un albergo di prim'ordine. Una soluzione – se la situazione logistica e le condizioni del paziente lo consentono – è dargli il permesso di tornare due giorni a casa, magari il sabato e la domenica, che sono particolarmente tristi per chi è ricoverato.

L'ospedale deve essere confortevole, con disponibilità di spazi comuni che comprendano soggiorni, sale da pranzo, biblioteche, insomma luoghi di aggregazione dove i malati possano comunicare non solo con i parenti e gli amici nelle ore di visita, ma anche con il personale e fra loro.

Le stanze – tutte con bagno, televisore e connessione Internet – devono essere singole, con un letto in più per ospitare un famigliare, garantendo così anche il rispetto dell'intimità personale. Può però verificarsi il caso di pazienti soli che, non avendo un parente disponibile, preferiscano avere un compagno per scambiare due chiacchiere e sentire meno la solitudine. Le stanze devono invece essere per forza a due letti in caso di spazi insufficienti, soprattutto se gli ospedali sono vecchi e non adeguati.

Un altro aspetto importante per garantire una buona qualità di vita è l'orario dei pasti, che deve essere quello cui il malato è abituato a casa, con la possibilità di scegliere ciò che desidera. Il pasto è un momento importante, rappresenta un intervallo, una tregua di normalità in una situazione eccezionale. Ecco perché non può essere una formalità da sbrigare in orari impossibili, nei quali non si ha fame, o con cibi che fanno passare l'appetito.

Il paziente, e questo è un punto al quale tengo molto, non deve essere lasciato morire in ospedale, soprattutto per evitare lo strazio ai parenti di vederlo nella camera mortuaria. Un provvedimento che non presenta ostacoli normativi e che potrebbe dunque essere attuato senza particolari difficoltà, è quello che permette il trasporto a casa dopo la morte. Così non solo si dimostrerebbe un grande rispetto per la dignità del defunto e per il dolore dei suoi famigliari, ma si semplificherebbero le procedure burocratiche, riducendo drasticamente i costi del trasferimento a casa.

Questa premessa è rivolta al miglioramento della qualità di vita del malato e dei suoi parenti e amici, ma il ruolo del medico è essenziale. Si deve instaurare una vera e profonda sintonia, cosa che richiede impegno e un continuo esercizio di empatia da parte del dottore.

Un momento fondamentale, che avrà conseguenze anche sul lungo periodo, è il primo incontro. Il malato è sempre preoccupato prima di vedere il medico, bisogna quindi cercare di non farlo aspettare: quando c'è un appuntamento deve esserne rispettato l'orario. L'attesa è inopportuna e dannosa perché alimenta l'ansia per quello che lo specialista potrà dire. Durante quegli attimi il paziente resta solo con se stesso e le sue peggiori paure diventano concrete, insostenibili. Se teme di avere una malattia grave o mortale, è terrorizzato e vulnerabile. Il medico deve tenere conto di questa fragilità psicologica e dedicare alla prima visita tutto il tempo che è necessario. Il malato avrà tante domande da fargli, alcune gli verranno in mente poco alla volta, e ha il diritto di avere tutte le risposte che cerca.

La relazione appena instaurata, e quindi ancora da consolidare, sarà facilitata se il dottore dimostrerà subito la propria disponibilità, dando il numero del proprio cellulare e magari concordando l'orario di una eventuale telefonata, che sarà molto fruttifera per il prosieguo del rapporto.

Nel corso del primo incontro, il medico deve raccogliere con cura tutta la storia clinica. Esiste infatti la possibilità, prendendo visione anche dei risultati degli esami già eseguiti, di sospettare una diagnosi che talvolta non è prevedibile se non si approfondisce. Solo in un secondo momento si dovrà affrontare il problema di comunicare il sospetto diagnostico, mentre nel caso siano necessarie altre indagini, magari impegnative o dolorose, si deve indirizzare il paziente verso un centro serio e affidabile.

Nei casi in cui non sia stato possibile arrivare a una diagnosi, il malato spesso perde fiducia nel medico e lo abbandona. Se invece il rapporto si era già consolidato, si mantiene il legame di assistenza e fiducia, e allora lo specialista consiglierà come procedere, se con un secondo parere, un altro centro, un ricovero per accertamenti più complessi eccetera. Quando infine si giunge alla diagnosi certa, si pone il problema della comunicazione al paziente. Un passaggio non difficile se si tratta di malattie non gravi, curabili o addirittura guaribili. Diametralmente opposta è la questione quando si tratta di patologie che a volte non lasciano speranza.

Negli oltre cinquant'anni di professione che ho dedicato alla cura delle malattie del sangue, il problema si presentava completamente diverso se la diagnosi era di una anemia grave ma guaribile, di una forma cronica che permette di avere davanti a sé anni di vita buoni, di una forma grave ma quasi sempre guaribile (per esempio la leucemia acuta dei bambini, guaribile oggi in più dell'80 per cento dei casi), oppure di una leucemia acuta in un paziente di età superiore ai settant'anni, quasi mai guaribile e spesso anche rapidamente mortale.

La legge imporrebbe di dire sempre tutta la verità, anche se non vi sono speranze, ma a mio avviso c'è qualcosa di spietato e inumano in questo approccio. Per la mia esperienza, non esistono pazienti che traggano un qualche vantaggio dalle brutali parole: «Lei è affetto da una malattia che la può far morire in pochi giorni». Questo atteggiamento uccide prima i malati, ecco perché è molto difficile sapere esattamente che cosa comunicare.

Spesso il paziente, pur intuendo la situazione, non vuole sentirsela descrivere esplicitamente. Non possono esserci regole fisse e ciascun individuo è un mondo da affrontare in modo diverso. Di sicuro non si può dire tutto e subito. Bisogna avere a disposizione il tempo necessario, usare parole comprensibili, parlare con chiarezza, coinvolgendo, se lo si ritiene utile e se il malato è d'accordo (e quasi sempre lo è), i famigliari e gli amici più cari.

Non bisogna mai dire a una persona: «Lei morirà». È meglio dire: «Ci sono pochissime possibilità che lei possa guarire». Non è una differenza da poco, quanto a tatto e sensibilità. Quando mi è stato chiesto dal paziente, e più spesso dai suoi parenti, quando sarebbe arrivata la morte, ho sempre risposto: «Solo Iddio lo sa». E quando i famigliari mi domandano, nei casi senza possibilità di cura, se ci sono speranze, io rispondo sempre: «Se lei ha fede, preghi Iddio, la potrà aiutare».

In questo modo, usando le giuste parole e non perdendo mai l'umanità, il medico può non togliere completamente la speranza, che deve essere sempre mantenuta anche se la situazione clinica non giustifica ottimismo.

Per i malati cosiddetti «terminali», in presenza di dolore bisogna utilizzare sempre le cure palliative e i farmaci, e cercare con tutti i mezzi disponibili di eliminare le sofferenze. Non vanno mai impiegati protocolli con medicinali sperimentali se non offrono possibilità di miglioramento.

Oggi un problema gravissimo, a mio avviso, è quello di Internet. Il paziente crede di potersi informare in rete, ma quasi mai ha le basi per capire quanto ha letto e le informazioni così acquisite possono addirittura essere fuorvianti per lui e per la famiglia. Così, davanti a quella tastiera, senza il filtro razionale del medico, angoscia e paura si amplificano.

Ho incontrato pochissimi malati, meno dell'1 per cento, che avendone il diritto volessero sapere tutto. Se lo fanno è per avere il tempo di sistemare le questioni economiche, ma anche in quei casi ho cercato di dire la verità a piccole dosi, stemperandola con la speranza. Quante volte, a posteriori, mi sono però domandato se mi fossi comportato secondo coscienza, e non sempre ho trovato la risposta!

Nell'approccio al paziente con un grave cancro del sangue, il medico può essere affiancato da uno psichiatra esperto in questo campo, con grandi vantaggi per il malato, a condizione che quest'ultimo lo accetti volentieri e non sia un'imposizione. Il dottore deve spiegare quali sono i motivi per i quali ritiene importante un apporto psichiatrico, discutendone assieme.

Quando si prescrive una terapia, bisogna informare il malato di tutti i possibili effetti collaterali: la perdita di capelli, la nausea, il vomito, i dolori, la stanchezza, la perdita dell'olfatto e del gusto, che sono di diversa entità nei singoli pazienti ma possono compromettere, per fortuna solo temporaneamente, la qualità di vita. Bisogna mettere al corrente il malato delle conseguenze, anche gravi, che la terapia può avere sulla sessualità e quindi sulla vita di coppia.

Anche i cortisonici, soprattutto se somministrati a lungo e a dosi elevate, possono comportare vari effetti secondari che devono essere comunicati: l'incremento di peso, la faccia a luna piena, l'aumento della glicemia.

I pazienti devono ricevere un programma preciso dei controlli di laboratorio e delle terapie da eseguire, specificando che per l'anemia devono fare trasfusioni di globuli rossi; per le emorragie da piastrinopenia trasfusioni di piastrine; infine, per la diminuzione dei globuli bianchi può essere indispensabile somministrare farmaci (i cosiddetti «fattori di crescita») che li facciano risalire. Un problema che oggi si può prevenire con il congelamento degli spermatozoi e degli ovuli è il danno dei chemioterapici alla fertilità.

Tutto ciò dimostra la difficoltà del ruolo del medico e quanto sia complesso curare i nostri malati. Può essere utile un approccio multidisciplinare con un gruppo di esperti dei diversi campi, affiatati tra loro, che possano dare risposte più corrette a specifici quesiti del medico curante e dei pazienti. Non si può sapere tutto, bisogna accettare i propri limiti di conoscenza e competenza, e collaborare con chi può integrare la nostra professionalità.

Molti tentativi sono stati fatti in Italia, ma soprattutto in altre nazioni europee e negli Stati Uniti, per stabilire delle linee guida per l'approccio che il personale, e non solo il medico, deve avere con il malato. Sono molto interessanti, ma devono essere valutate tenendo conto delle diverse realtà presenti non solo nei vari Paesi, ma anche nei diversi centri di cura.

È quasi impossibile che il medico e l'infermiere imparino

a impostare un corretto rapporto con il paziente se non hanno alcune caratteristiche innate, che dovrebbero essere valutate già negli esami di ammissione ai corsi di laurea. Apposite domande preparate da medici e da psicologi esperti devono essere orientate a capire se i candidati abbiano le qualità richieste. Negli Stati Uniti, gli studenti che superano bene l'esame ma non sanno parlare con i malati e stabilire un rapporto con loro, vengono esclusi dai corsi di laurea in Medicina. Non conta solo la preparazione professionale, le capacità relazionali sono altrettanto importanti e devono essere adeguatamente soppesate.

Nella mia esperienza, risalente a tanti anni fa ma oggi ancora valida, ho scelto di fare il medico dopo avere frequentato un istituto scientifico (anche se sarei potuto andare negli Stati Uniti per fare ricerca con una borsa di studio) e un reparto di ospedale, a contatto diretto con i malati. È stato così che ho capito la mia vocazione e scelto la mia strada.

Valgono sempre, nel rapporto con i pazienti, alcune regole: bisogna che il medico parli con gentilezza e dolcezza, trasmettendo loro la sua umanità. Un sorriso, un abbraccio, possono aiutarli a curarsi meglio e perfino a guarire prima. È bene che i malati parlino con i dottori dei loro problemi e disagi, senza timori o reticenze; hanno infatti diritto a essere ascoltati senza avere la sensazione di dare fastidio o di rubare tempo. Questo dialogo è senz'altro più utile di integratori e ansiolitici. E la stessa disponibilità e affidabilità devono essere riservate ai famigliari.

Il responsabile di una struttura deve cercare di coinvolgere tutto il personale sanitario, comunicando entusiasmo per il lavoro svolto. Per i problemi più difficili e angoscianti bisogna condividere le scelte anche con gli specialisti consultati, che devono sempre essere informati sul quadro clinico.

Va tenuto presente che il malato tende a fare le stesse domande a medici e infermieri diversi: le risposte non possono essere identiche e ciò crea un'inutile confusione. È dunque necessario che solo il caporeparto – e in day hospital il responsabile della specifica patologia – possano dare informazioni generali sulla diagnosi e sulla cura, mentre gli assistenti e gli infermieri devono limitarsi a rispondere a quesiti generici. Nel rispondere, bisogna mettersi comunque sempre al livello dei pazienti, senza far «cadere le risposte dall'alto» come spesso avviene. La prosopopea non serve e fa solo danni.

Sarebbe opportuno che ogni malato affetto da cancro avesse un medico e un infermiere dedicati a lui cui rivolgersi. Ciò gli eviterebbe di dover ripetere ansiosamente, a ogni cambio di personale, la sua storia clinica, perdendo completamente o quasi la fiducia in chi lo cura.

Il rapporto malato-medico e malato-infermiere, quando è buono, può essere fondamentale nel ridurre o addirittura eliminare i contenziosi giudiziari, perché il paziente è sereno e sicuro che il «suo» dottore e il «suo» infermiere abbiano fatto per lui tutto il possibile.

Un grande aiuto per il malato, oltre che dai famigliari, arriva dai veri amici e tra loro, spesso, il più importante e fidato è un cane. Ho avuto assistiti che volevano tornare a casa perché vi avrebbero ritrovato il loro amico a quattro zampe, che senza il padrone o la padrona non viveva più. La Toscana ha giustamente aperto gli ospedali ai cani, che ora possono, con guinzaglio e museruola, essere portati a trovare i padroni, con grande vantaggio per l'umore dei pazienti.

I volontari, di cui ho parlato a lungo per quanto riguarda Roma, sono fondamentali anche nel consolidare e rendere più umano il rapporto malato-medico-infermiere. All'inizio può esserci una certa gelosia nei loro confronti da parte di dottori e infermieri. Ma, una volta superata la diffidenza, sarà evidente che i volontari rappresentano un'arma vincente. Tutto il personale sanitario trova in loro un grande stimolo per sviluppare il lato umano della cura, creando così una potente alleanza di cui beneficiano in primis i pazienti.

La strategia per «umanizzare» il percorso clinico dei nostri malati non è facile: perché abbia successo bisogna coinvolgere tutti, ossia i volontari, le associazioni dei pazienti, i ricercatori, le autorità sanitarie, l'industria farmaceutica.

Voglio dunque riassumere gli aspetti sui quali lavorare:

1. Miglioramento della comunicazione da parte di medici e infermieri.
2. Medico e infermiere di riferimento per ogni paziente.
3. Un punto per informazioni e supporto ai malati.
4. Lista di domande per i curanti.
5. Grande considerazione per il disagio psicologico e le necessità sociali del malato, con una terapia per curare eventuali ansia e depressione.

Un rapporto particolare è quello del pediatra con i bambini che ha in cura. Deve amarli per poterne conquistare la fiducia, e loro si accorgeranno immediatamente, senza mediazioni, se la persona che hanno di fronte ne è degna. In questo rapporto devono essere coinvolti i genitori, soprattutto la mamma. Fondamentale è dare sempre il massimo sostegno ai piccoli malati e ai loro famigliari cercando di controllare, cosa non facile, l'impatto emotivo che creano nel team che li cura. In più di cinquant'anni di professione a contatto con tanti bimbi, non li ho mai visti soli, perché mamma e papà non li lasciano mai.

Il problema esiste invece per gli anziani che spesso, pur avendo figli, non sono seguiti da nessuno, quindi al personale sanitario spetta un ruolo di supplenza affettiva. Vedere moglie e marito arrivare da soli mi dà tanta tristezza, mentre è una grande gioia quando i figli, che hanno avuto tutto dai loro genitori, ricambiano seguendoli premurosamente.

Tra gli ostacoli a un corretto rapporto del paziente con l'ospedale che lo ha in cura ci sono soprattutto l'eccessivo carico di lavoro del personale e l'assenza di spazi adeguati. Nel capitolo sulla spending review ho sottolineato come si possa rimediare a questi problemi, recuperando spese e possibili finanziamenti dalle tante cliniche costruite e mai utilizzate.

Voglio concludere condividendo con voi un pensiero che ho sempre avuto ben chiaro in tutti questi anni frenetici della mia vita professionale. Ho infatti sempre creduto, fin dai miei inizi, che il vero dottore fosse il medico condotto di un tempo, che doveva occuparsi di tutto anche se non poteva sapere tutto, aiutato in questo dal rapporto d'amore con i propri pazienti. Ricordo il periodo da me passato in condotta come uno dei più belli. Anche il medico di famiglia dovrebbe essere la persona cui ci si affida, il confidente, quasi il confessore.

Ecco, è questo il vero dottore, uomo di scienza ma soprattutto di coscienza.

9

Qualche consiglio ai giovani medici

A VOI giovani che intendete tentare il concorso per entrare al corso di laurea in Medicina, vorrei suggerire alcune riflessioni. Dovete avere ben chiaro che cosa vi spinge ad affrontare l'esame e decidere tenendo conto di alcuni aspetti: vi serve innanzitutto avere un buon carattere e nervi saldi per non perdere mai, o almeno quasi mai, la pazienza. Solo un medico tranquillo potrà trasmettere serenità e fiducia ai propri assistiti. Ancora, se scegliete Medicina, fatelo per passione, non per soldi. Non sperate in lauti guadagni che comunque, a differenza del passato, non sono più possibili.

Infine, siate coscienti di andare incontro a un'esistenza di sacrifici, perché per essere un vero medico, uno bravo, bisogna mettere la propria vita a disposizione dei malati.

Una volta stabilito che la vostra scelta risponde a tutti i requisiti appena elencati, tenete a mente questi consigli:

1. Non spaventatevi se, una volta ammessi, i primi esami vi sembreranno difficili, quasi insormontabili. Chimica

e fisica possono essere un ostacolo durissimo per tutti, soprattutto per chi arriva dal liceo classico. Non abbattetevi e non rinunciate. Per fortuna durante il primo anno ci sono anche materie come istologia e biologia, che vi coinvolgeranno. Biologia, in particolare, vi darà la forza per superare sia istologia sia anatomia e affrontare successivamente materie più interessanti per un futuro medico, come fisiologia e patologia generale. Sarete così arrivati agli esami della vera Medicina: le patologie e le cliniche.

2. Durante il corso di laurea, cercate di capire che cosa davvero vi appassiona, di individuare la vostra sincera vocazione. Solo così sarete in grado di scegliere il futuro giusto per voi. Ci sono due possibilità: vivere accanto al malato, privilegiando così l'aspetto umano, oppure dedicarsi alla ricerca. Per capire quale vi è più congeniale, potrà essere utile trascorrere un certo periodo, e possono bastare pochi mesi o addirittura settimane, in un istituto medico e successivamente un altro lasso di tempo in un istituto scientifico. Una volta individuata la strada giusta per voi, percorretela e non deviate più. Se avete scelto la clinica, al momento della specializzazione orientatevi su problemi più specifici: chirurgia, medicina, radiologia, terapia intensiva. Se invece avete optato per la ricerca, dopo la laurea impegnatevi in laboratorio con rigore e dedizione, e anche così avrete un futuro ricco di soddisfazioni.
3. Che cosa fare una volta conseguite la laurea e la specializzazione? In Italia, a tutt'oggi, la situazione è dramma-

tica; ci sono forti disparità tra Nord e Sud, ma la crisi economica penalizza tutti. Per non gettare la spugna già nei primi anni di studi, è bene fare le scelte di cui vi ho parlato e avere le idee chiare. Poi, dopo la laurea e la specializzazione, continuare a credere nel futuro, per quanto difficile possa essere, e non perdere la speranza. Certo, questo è un periodo nero, in cui il tasso di disoccupazione, soprattutto tra i giovani, è molto alto. Ma voi non mollate, non trovate alibi per non impegnarvi, raddoppiate gli sforzi e credete nel lavoro che avete scelto per passione. Presto la situazione cambierà in meglio, dovrà per forza, in Italia come in Europa. Abbiate fiducia e non lasciatevi deprimere. Anch'io, dopo la laurea, ho vissuto periodi terribili, durante i quali non guadagnavo quasi niente. La sera, dopo avere lavorato in ospedale tutto il giorno, visitavo i pazienti, non conoscevo il riposo. Eppure non ho mai mollato, ho sempre creduto in ciò che facevo, diventando prima assistente universitario, poi aiuto e infine professore di Ematologia all'Università Sapienza di Roma. Un successo non previsto, costatomi grandi sacrifici, che sarei però disposto a ripetere senza nessuna esitazione. Non è vero che i giovani di oggi non sono disposti a impegnarsi. È vero piuttosto che il numero di giovani medici è molto aumentato e quindi, in percentuale, quelli bravi sono di meno. Ma la quantità in assoluto di dottori in gamba è la stessa di allora. Quelli che io definisco «bravi» sono disposti a sacrificarsi lavorando anche più di dieci ore al giorno, studiano per aggiornarsi e pensano alla domenica e alle ferie non come a un'occasione di riposo, ma come tempo sottratto alla cura dei loro malati. Che tristezza vedere, il lunedì, dei giovani demoralizzati all'idea di avere davanti una nuova settimana lavorativa, mentre dovrebbero essere entusiasti di riprendere la loro missione. Il lavoro riempie la nostra vita e io ho sempre provato una gran pena per chi non ama ciò che fa. Oltre il lavoro, lo studio e gli interessi personali, esiste solo il sonno e, ovviamente, l'amore per la famiglia.

4. La famiglia. Qui arriviamo a un punto delicato. È difficile conciliare lavoro e famiglia, e lo è soprattutto per le donne quando arrivano le gravidanze e i figli. Il problema c'è, inutile negarlo, non si risolve facilmente ed è la ragione per la quale è difficile per le mamme arrivare a posizioni di prestigio e di comando. Avrebbero tutte le caratteristiche necessarie, ma la politica non le aiuta. In Italia non è facile avere a disposizione asili e scuole materne dove sistemare i bambini con tranquillità, senza rischiare il dissesto del bilancio domestico. Già da più di vent'anni, in molti Paesi d'Europa le madri possono portare i figli sul luogo di lavoro, seguendoli mentre giocano, mangiano e studiano, riuscendo così a conciliare lavoro e cura dei bambini. Certo, potrebbe essere l'uomo a pensare alla gestione della famiglia, però non è la soluzione. I bambini avrebbero accanto il papà, ma non la mamma, e dunque il problema resterebbe. È difficile dare un consiglio in merito, si deve trovare un equilibrio per salvare carriera e famiglia senza sacrifici eccessivi per nessuno, perché la realizzazione professionale è un diritto

e una occasione di felicità. Certo, è raro che entrambi i genitori riescano ad avere un percorso professionale al massimo livello e di solito uno dei due – quasi sempre la donna – fa un passo indietro. Eppure nulla è scontato, quindi non arrendetevi prima di avere esplorato tutte le possibili soluzioni. Conosco coppie di genitori che sono riuscite a raggiungere traguardi professionali eccezionali. Lo hanno fatto a costo di enormi sacrifici, ma hanno avuto successo. Quindi non rinunciate mai a nulla se non dopo avere provato e riprovato.

5. In questo particolare momento storico il nostro Paese non offre grandi opportunità, per cui – se non trovate lavoro in tempi ragionevoli – non esitate: andate all'estero. Premessa fondamentale è la conoscenza approfondita della lingua, quasi sempre l'inglese, dunque pensateci per tempo. Studiate bene le lingue, così non solo sarete in grado di vincere un concorso, ma eviterete di sprecare mesi preziosi per ambientarvi e sarete subito capaci di comunicare senza problemi con medici, infermieri e pazienti del Paese che avrete scelto. Andare via dall'Italia potrebbe essere la soluzione a una situazione che per ora è stagnante. Molti di voi non ritorneranno a casa perché nel frattempo, soddisfatti del loro percorso professionale, si saranno sistemati bene. Ci sarà chi invece rientrerà, e allora sarà professionalmente più preparato, con un bagaglio di esperienze che risulteranno utilissime per il lavoro in Italia. Fra le due strade, forse perché amo tanto l'Italia e mai sarei capace di abbandonarla,

mi sentirei di consigliarvi la seconda: tornate e rendete migliore questo Paese.

6. Punto fondamentale per chi tra voi giovani medici abbia deciso di occuparsi della clinica è quello del rapporto da stabilire con i malati. Ricordatevi che i vostri pazienti vogliono che siate disponibili, umani, mai freddi, sbrigativi o burocratici. Non potete pensare che il vostro compito si esaurisca nel fornire le cure migliori e i protocolli all'avanguardia. Non basta che il paziente firmi il consenso informato alle cure: quel foglio ha solo un'importanza legale, non vi solleva da altri tipi di responsabilità. Dovete andare oltre la forma, fare in modo di dedicargli tutto il tempo necessario perché possa capire qual è la sua malattia, quali sono le cure da fare, quali saranno gli effetti collaterali delle terapie e quindi la sua qualità di vita. Oggi il malato, conoscendo i suoi diritti, pretende giustamente che il medico gli parli, che gli sia amico e lo accompagni attraverso la malattia per tutto il tempo necessario. Vi sceglierà solo se vi sentirà capaci di avere con lui un rapporto umano basato, da parte vostra, su tanta disponibilità e pazienza. Se sarete quel tipo di medico, i pazienti di qualunque condizione sociale e disponibilità economica vi individueranno subito come la persona che stavano cercando e si faranno adottare da voi. La qualità della vostra relazione con loro dovrà essere sempre il primo dei vostri pensieri, più dei soldi e della carriera, e questa priorità dovrà accompagnarvi per tutta la vita. Se lo farete, quando andrete in pensione la mancanza di

quel rapporto speciale con i vostri malati sarà per voi il rimpianto più grande. Ecco perché vi consiglio di non dimenticare mai che questo è il primo comandamento di ogni vero medico.

7. Facendo questo lavoro, vi toccherà affrontare momenti molto duri nel rapporto con i pazienti. Succederà, per esempio, quando un malato da voi curato morirà, o quando un altro resterà in vita, magari per un periodo lungo, ma ormai senza speranza. Situazioni difficili per voi, per lui e per la sua famiglia. Non è semplice seguire un paziente terminale, è vero, ma non è giusto, né per la persona né per la vostra coscienza, abbandonarlo al suo destino. Se si tratta di un vostro assistito, dovrete occuparvi di lui e trovargli una sistemazione in una struttura o, meglio, farlo seguire in regime di assistenza domiciliare, ma sempre sotto la vostra supervisione. Non ho raccomandazioni da fare, ma ho l'obbligo di ricordarvi che ogni medico deve agire sempre secondo coscienza. Se invece avrete a che fare con un paziente deceduto nonostante le vostre cure, non liquidate la faccenda dicendovi di avere fatto tutto il possibile e che le cose sono andate come dovevano andare, che non c'erano speranze. Interrogatevi, invece, chiedete a voi stessi se avete fatto tutto il possibile a livello di terapie, ma soprattutto dal punto di vista umano. Spesso le vostre domande rimarranno senza risposta e voi continuerete a soffrire di queste perdite. È normale, ma dovete anche raggiungere il giusto equilibrio tra la cura dei malati e la vostra vita. È probabile che continuerete a cercare

questo equilibrio senza trovarlo mai davvero. Se avrete bisogno di un sostegno psicologico per affrontare questo disagio, non abbiate vergogna di chiederlo, potrà esservi di grande aiuto per andare avanti.

Infine, vorrei dare qualche consiglio anche agli infermieri. Per prima cosa, non dovete considerare il vostro lavoro come un ripiego, ma come una professione che, per molti aspetti, può dare anche più soddisfazioni di una laurea in Medicina. Certo, gli stipendi – considerato l'impegno gravoso e la professionalità che vi sono richiesti – sono troppo bassi e dovrebbero essere aumentati, ma non demoralizzatevi.

Ricordatevi che siete il punto di riferimento per i pazienti sia in ospedale sia in assistenza domiciliare, e che si rivolgono a voi per problemi che siete in grado di risolvere anche senza l'intervento del medico. Dovreste avere, ed è possibile, un rapporto di grande confidenza e fiducia con il malato, sentirlo come «vostro». E lui, a sua volta, vi sentirà come il «suo» infermiere.

Dovrete anche considerare che la vostra professione è così complessa che il titolo di infermiere vi porterà a svolgere compiti sempre più difficili, legati a tecnologie che migliorano in tempi rapidissimi. Dunque studiate, continuate ad aggiornarvi. Nel vostro lavoro, la presenza al capezzale di un malato sofferente dopo un intervento chirurgico o ricoverato in Terapia intensiva sarà spesso decisiva. La manualità è importante, ma non dimenticate che il rapporto con i pazienti non può essere limitato alla bravura tecnica: hanno bisogno di vicinanza, di conforto, di empatia, e si aspettano esattamente questo da voi. Anche dopo avere superato la malattia ed essere guariti, non dimenticheranno quanto avete fatto per loro e, incontrandovi, vi saluteranno con riconoscenza e affetto.

Non dovrete mai essere in competizione con i medici, sarebbe un errore per voi e per loro. Solo da un lavoro in sintonia trarrete grande vantaggio per voi e per i pazienti assistiti. Ci saranno attimi di sconforto e di stanchezza, magari dopo notti insonni passate al capezzale di un malato, ma l'umanità di questi momenti e i risultati del vostro prezioso lavoro vi ripagheranno di tutto.

Tutti noi, medici e infermieri, abbiamo una strada a un tempo difficile ed entusiasmante da percorrere. La mia speranza per voi giovani è che le retribuzioni migliorino, che possiate guadagnare ciò che è giusto in base al sacrificio, all'impegno e alla professionalità che mettete in questo lavoro. Magari anche attraverso una partecipazione agli utili della struttura per la quale si lavora. Sarebbe giusto, per chi lo merita.

E sono tanti i giovani che lo meritano.

Appendice

I ricordi

I CAPITOLI precedenti hanno riguardato il volontariato, il malato, la spending review, le cure alternative, l'assistenza domiciliare, la ricerca indipendente, il dolore, il fumo e i consigli per i giovani. Sono aspetti indispensabili per una assistenza sanitaria che non solo consenta una diagnosi sicura e una terapia ottimale, ma garantisca ai malati quella umanità che è un loro diritto, e che è fondamentale anche per l'esito delle cure. Il responsabile di una struttura deve riuscire a trasmettere a tutto il personale l'entusiasmo necessario per dare umanità al loro comportamento. Ho voluto riportare solo alcuni dei ricordi che medici, biologi e volontari (quelli che sono stati con me per più anni) mi hanno dedicato. Senza avere avuto tutta la loro stima (che ovviamente è reciproca) non sarei riuscito a realizzare un'assistenza per i nostri malati degna di questo nome.

AIL-GIMEMA

Beatrice Angeloni
Ha gestito la segreteria del professor Mandelli

Ho cominciato a lavorare con il professor Mandelli nel lontano 1973, presso gli ambulatori di via Lancisi. Tante sono state le battaglie che il prof ha intrapreso per migliorare la qualità di vita dei pazienti, ma una in particolare mi è rimasta impressa, forse perché è stata tra le prime. L'IBM, su invito di un dirigente con un figlio malato di leucemia, aveva costruito un apparecchio, il primo al mondo, chiamato «separatore cellulare», in grado di prelevare dal donatore sano solo uno degli elementi del sangue per trasfonderlo al paziente leucemico. Il professore aveva mandato in America un suo assistente, il dottor Francesco Malagnino, per imparare le tecniche di prelievo e nel frattempo aveva fatto l'ordine alla IBM per l'acquisto del separatore, con i fondi raccolti dall'AIL di Roma. Quando l'apparecchiatura arrivò in Italia, venne un tecnico dagli Stati Uniti per metterla a punto. In quegli stessi giorni giunse in Terapia intensiva la segnalazione di un giovane paziente in precoma epatico da intossicazione da funghi; gli anestesisti del reparto chiesero al professor Mandelli di poter utilizzare la macchina per sottoporre il ragazzo alla sostituzione del suo plasma con uno normale (un'altra delle applicazioni del separatore). Il tecnico della IBM si dichiarò disponibile a intervenire subito. Ricordo che le scale di via Lancisi erano talmente strette che per portare il malato al secondo piano, dove avevamo installato la macchina, dovettero utilizzare una barella di stoffa. Il suo plasma venne sostituito con altro fresco, congelato, dello stesso gruppo. Già a metà procedura il ragazzo riprese conoscenza e si salvò.

Oriana Avitabile
Amministrazione AIL

Collaboravo con RomAIL da pochissimi giorni quando il professore mi convocò. Mi chiese alcuni dettagli amministrativi e poi, con il suo tipico sorriso, mi disse che, in caso di necessità, avrei sempre trovato quella porta aperta. Ed è stato così! Nei momenti di difficoltà correvo da lui e aprendo quella porta ho sempre sentito: «Ciao, Avitabilina». Di ciò non l'ho mai ringraziato e mi dispiace.

Alberto Capriccioli
Commercialista, revisore dei conti AIL

Allorché ci occupammo, insieme con un gruppo di legali, dell'acquisizione della struttura di via Benevento, eravamo soliti riunirci presso lo studio di un noto avvocato di Roma, sistemato su due piani ai quali si accedeva tramite un ascensore interno. Un giorno, il professor Mandelli e io salimmo sull'ascensore accompagnati da una procacissima ragazza con una minigonna vertiginosa e lo spazio angusto faceva sì che quasi ci toccassimo. Ho sempre pensato che fu in quell'occasione che al professore tutti i capelli diventarono bianchi.

Luisa Clausi Schettini
Responsabile fundraising AIL

Una volta l'anno l'AIL organizza un servizio di numero verde per mettere in contatto i malati e le famiglie con ematologi in tutta Italia. Alcuni anni fa, avevamo allestito un call center presso gli uffici dell'associazione e preparato i collegamenti con vari medici illustri, che da diverse città rispondevano alle domande dei pazienti e dei famigliari. Il professor Mandelli si trovava fuori Roma per un convegno ma non volle far mancare la sua disponibilità. Qualcosa però non funzionò nel sistema dei collegamenti. Tra tanti medici, proprio con il professor Mandelli! Nella stanza ci furono attimi di panico, i telefoni squillavano, il professore chiedeva notizie, i malati aspettavano impazienti. L'unica soluzione che ci prospettò il tecnico era ascoltare le conversazioni, in modo da sapere quando interrompere la telefonata e passare a una successiva. Informai le persone che chiamavano che sarei stata anch'io in ascolto e loro, pur di parlare con il professore, accolsero la proposta. Ricordo la mamma di un bambino di sei anni con una leucemia acuta, ricoverato nel centro pediatrico di una piccola città. La donna raccontò al professore la terapia cui era sottoposto il piccolo paziente. Il prof la interruppe, quasi bruscamente, e le disse che la leucemia del bambino era una forma guaribile, ma doveva portarlo immediatamente in un altro centro, che lui stesso le indicò, perché le terapie non lo convincevano. La invitò a parlare con il medico responsabile, autorizzandola a dire che quella era una decisione presa su suggerimento del professor Mandelli. Sono certa che gli abbia salvato la vita. Del prof ho ammirato in quella occasione, e ancora oggi, il coraggio di agire per il bene del malato senza pensare alle conseguenze personali.

Sandra De Simone
Fondazione GIMEMA

Ho visto nascere il Centro dati GIMEMA, dove all'inizio sembrava che io dovessi svolgere un semplice lavoro amministrativo. Ma dopo poco il prof, con la lungimiranza che gli riconosco, mi propose di assumere il ruolo di data manager, che allora non esisteva e oggi rappresenta invece una delle figure fondamentali nella gestione delle sperimentazioni cliniche.

Rita Grattarola
Responsabile sito ail.it e Gruppi AIL pazienti

Ricordo bene la scena del mio primo incontro con il prof. Ero seduta su una panca all'entrata dei reparti di degenza, persa nei miei pensieri perché era chiaro che la situazione di mio figlio non aveva futuro. Il professore arrivò dal corridoio della sala d'attesa salutato con rispetto, anzi con deferenza, da tutti i presenti. Io non lo vidi, ma sentii qualcuno che si sedeva accanto a me, mi prendeva una mano e diceva: «Vogliamo parlare?» Mi riportò indietro, fermò la deriva della mia mente. Per lui un gesto semplice, per me un messaggio per il futuro.

Rosy Lanari
Volontaria RomAIL, responsabile Residenza Vanessa

Non dimenticherò mai quando il professore mi affidò la Residenza Vanessa. L'emozione fu tanta, come anche la paura di non essere in grado di far fronte a una simile responsabilità. Qui ho vissuto gioie e dolori, condivisi con le tante persone che mi sono state vicine. E il prof è sempre stato una presenza costante. Aveva realizzato un suo sogno, una casa per ospitare i pazienti lontani dai loro luoghi d'origine, ed è proprio qui che ho vissuto con lui i momenti più emozionanti. Non dimenticherò mai l'abbraccio caloroso di un medico-padre a Ilka, la bambina albanese alla quale avevano dato sei mesi di vita e che oggi invece ha ventinove anni. Recentemente è venuta a trovarlo per ringraziarlo di tutto ciò che ha fatto per lei, per averla guarita e restituita alla vita.

Tiziana Mazzini
Direttore generale AIL

Incontrai Franco Mandelli per la prima volta a fine 2004: ero alla mia prima esperienza professionale a Roma; mi occupavo della gestione di una fondazione con lo scopo di diffondere le conoscenze sull'Ematologia nei Paesi del Mediterraneo e del Medio Oriente, e il professore era il direttore scientifico. Lo incontrai nel suo studio «storico» di via Rovigo 1: imparai in fretta che i tassisti conoscevano poco quell'indirizzo... eri certo di arrivare a destinazione con puntualità se salendo ti limitavi a dire: «Mi porti dal professor Mandelli». Conobbi così per la prima volta una persona popolare nell'autentico significato del termine, «colui che gode della simpatia della comunità per la quale opera».

Francesco Papa
Tesoriere AIL

I miei primi ricordi del professor Mandelli sono legati a quando mio padre (il suo primo allievo) diventò titolare della cattedra di Ematologia alla II Università di Roma, e successivamente primario dell'Ospedale Sant'Eugenio. Nonostante ciò, mi è capitato tante volte di sentirlo la sera, al telefono, dire che per i casi più difficili, prima di decidere la cura migliore, doveva parlare con il prof. A molti pazienti suggeriva un consulto direttamente con lui. La cosa che mi colpiva di più era il rispetto con il quale mio padre si rivolgeva al professor Mandelli. Inoltre, continuavano a darsi del lei. Capii così il vero significato della parola Maestro.

BIOLOGI

Maria Rosaria Decuia
Biologa citogenetista, Ematologia, Università Sapienza, Roma

Tra i tanti incontri con il professore avvenuti in occasione di riunioni di lavoro e congressi, ne rammento in particolare uno, in una baita di Cortina. Fu durante la pausa pranzo di un convegno sui trapianti di midollo osseo. In previsione della impegnativa sessione serale di lavoro, ci ritempravamo un po' sulle piste da sci. E che piacere, in una giornata di sole, entrare con scarponi e tuta in baita ed essere invitata al tavolo del prof per una buona polenta calda e un bicchiere di vino.

Lidia De Felice
Dirigente biologo, dipartimento di Medicina molecolare, Ematologia, Università Sapienza, Roma

Trent'anni di lavoro sono tanti, ma per me rimane indelebile il ricordo di quando, studentessa al secondo anno di Biologia, entrai in Ematologia. Era il 1974 e restai per sempre coinvolta dall'entusiasmo con cui il professore stava sviluppando il suo progetto. Ricordo con nostalgia le riunioni in quella sala di via Lancisi che la mattina accoglieva i pazienti, e dalle sei del pomeriggio diventava per noi il luogo dove discutere i casi clinici e i problemi relativi alla ricerca.

Daniela Diverio
Dirigente biologo, Diagnostica molecolare malattie mieloproliferative, Ematologia, Università Sapienza, Roma

Incontrai per la prima volta il prof quando ero solo una studentessa di Biologia, determinata ad avere la tesi in Ematologia. Ricordo ancora con emozione il colloquio e l'entusiasmo del professore, che mi fece immediatamente capire quale fantastica occasione sarebbe stata quella di lavorare insieme. Ma alle sue condizioni, subito messe in chiaro: passione assoluta e assoluto rispetto di orari e impegni.

Non fu difficile rispettare quelle «clausole», lui stesso era per noi l'esempio migliore di disciplina.

Loredana Elia
Dirigente biologo, Diagnostica molecolare malattie linfoproliferative, Ematologia, Università Sapienza, Roma

Nel 1999 mi venne diagnosticato un tumore alla mammella e, nello sconforto più totale, decisi di parlarne con il professore. Lui fu meraviglioso, mi indirizzò subito dal professor Chirletti e poi dal professor Tonato, e continuò a seguirmi in tutto il mio percorso, non facendomi mai mancare la sua attenzione. In quel periodo non smisi di lavorare, poiché l'impegno professionale mi aiutava a combattere. Sempre con il professor Mandelli al mio fianco, che notava le mie tristezze e i miei cambiamenti. Non lo ringrazierò mai abbastanza.

Francesca Mancini
Dirigente biologo, laboratorio di Citomorfologia, Ematologia, Università Sapienza, Roma

Nel 1990 lavoravo nel laboratorio di Citomorfologia, un incarico di responsabilità. Sentivo tutto il peso della responsabilità di essere sotto il diretto controllo del prof, che spesso, quando gli portavo un vetrino da vedere, mi dava utilissime lezioni di Ematologia. Un giorno mio padre venne a trovarmi e gli domandò come andasse la sua figliola. «Molto bene, altrimenti non le avrei affidato un incarico così importante», rispose lui. Ecco, penso che solo in quel momento mio padre abbia smesso di considerarmi un'adolescente e iniziato a vedermi come un'adulta.

Mauro Nanni
Dirigente biologo, laboratorio di Citogenetica, Ematologia, Università Sapienza, Roma

Nel 2001 anche l'Ematologia visse il suo Sessantotto, che ebbe per protagonisti quindici biologi di RomAIL i quali, avendo alle spalle più di quindici anni di lavoro, chiedevano un avanzamento di carriera. Un periodo di grande tensione, pur nella costante civiltà del confronto. Il professore, che era al corrente di tutto ciò che succedeva in Ematologia, accettò di ricevere una nostra delegazione. Ci recammo a quell'incontro come se andassimo in battaglia e, ancora una volta, lui ci spiazzò. Prese in mano il nostro documento, ascoltò le nostre richieste e, con un sorriso sornione, ci disse che le accettava. E così il nostro Sessantotto finì nel migliore dei modi.

MEDICI

Giuliana Alimena
Professore ordinario di Ematologia, direttore UOC (Unità operativa complessa) di Pronto soccorso/Accettazione ematologica, Università Sapienza, Roma

I ricordi che ho del professor Mandelli non si contano e si riferiscono a un periodo di oltre quarant'anni di vita. Lo conobbi quando ero ventunenne e al terzo anno del corso di laurea, e da subito il nostro non fu solo un rapporto di lavoro, ma anche di vera e profonda amicizia, fatta di affetto, stima e considerazione reciproca. A un certo punto del mio percorso di «vita ematologica», però, per motivi che solo a posteriori capii, io e lui entrammo in una fase di conflitto e incomprensioni, da cui per lungo tempo non riuscimmo a uscire. Avendo entrambi un carattere forte, nessuno dei due voleva recedere dalla propria posizione, anche se continuavamo a stimarci e rispettarci reciprocamente.

Nel 1994, per una serie di eventi, si creò per me la possibilità di dirigere una struttura complessa di Ematologia, costituita dal day hospital e dal pronto soccorso ematologico. Quest'ultimo era una «creatura» genialmente ideata qualche anno prima dal prof e unica nel suo genere in Italia, forse nel mondo. Proprio in un momento in cui vivevamo un contrasto, lui mi offriva la possibilità di un avanzamento di carriera, assumendo la dirigenza di una parte cruciale dell'Ematologia e acquisendo così una posizione prestigiosa, oltre che di grande responsabilità. Rimasi meravigliata, direi quasi stordita, dalla proposta, che mi giungeva in un periodo così particolare della mia vita professionale e personale. Non sapevo come interpretarla, se come un premio, un segno di stima o una sfida. Dopo un primo momento di smarrimento, accettai con entusiasmo l'incarico, intraprendendo con determinazione la nuova avventura. Mi buttai a capofitto nello studio di una materia per me nuova, coordinando e guidando al tempo stesso un gruppo di giovani medici volenterosi (alcuni sono ancora con me) e organizzando una attività delicata e complessa che ci ha dato molte soddisfazioni, pur richiedendo sempre grande impegno e responsabilità. Il prof mi osservava e mi seguiva da lontano e, nonostante le nostre tensioni, mi stava sempre vicino con la sua generosità, elargendomi consigli, suggerimenti e ricerca di soluzioni comuni nei momenti difficili.

A distanza di anni, ho ben capito la «grandezza del capo» che, proprio mentre stavamo vivendo un momento di conflitto, mi offriva la possibilità di dimostrare, a me stessa e al resto del mondo, se realmente valessi. Devo ringraziare il prof per la sua intelligente apertura di fronte ai cambiamenti e alle novità, la sua elasticità di pensiero, la sua capacità di vedere sempre «oltre», le grandi possibilità di crescita che mi ha offerto durante tutta la mia vita professionale e che mi hanno portata al punto in cui ora sono.

Sergio Amadori
Professore ordinario di Ematologia, Università Tor Vergata, Roma

Tra i tanti ricordi, ce n'è uno cui sono particolarmente legato e che ha segnato profondamente la mia vita personale e professionale. Lo definirei «il mio giorno fortunato».

Ero uno studente appena iscritto al terzo anno di Medicina, nel 1967. Decisi di cominciare a frequentare un reparto clinico e scelsi di fare domanda d'internato presso l'istituto di Medicina interna diretto dal professor Michele Bufano. Mi fu detto di rivolgermi al professor Franco Mandelli per cominciare il periodo di formazione. Non sapevo chi fosse Mandelli e mi presentai nel reparto di cui era responsabile, attendendo che concludesse la sua visita quotidiana ai degenti. Terminata questa, mi avvicinai timidamente e mi presentai. La reazione fu alquanto brusca: «Ah, va bene! Non crederà però di venire a frequentare una volta ogni tanto, perché in tal caso le consiglio di andarsene subito!»

Non so spiegare, ma qualcosa scattò dentro di me, del tipo «adesso gli faccio vedere chi sono», e da quel giorno cominciò per me una vita nuova, fatta di frequenza quotidiana (festivi inclusi) con orari fuori norma, arrivo all'alba e uscita la sera tardi. Mi impegnai come mai prima e così ho continuato a fare per tutta la mia carriera. Di ciò non finirò mai di ringraziare il professor Mandelli.

Luciana Annino
Direttore del dipartimento di Ematologia,
Azienda Ospedaliera San Giovanni Addolorata, Roma

Un pomeriggio di settembre di trent'anni fa, accompagnai il prof a vedere un pensionato religioso, con l'idea di farne un residence per le famiglie dei malati che non abitavano a Roma; un'impresa difficile, che ci aveva già riservato tante delusioni. Lui a un certo punto mi disse: «Vede, Luciana, se non ci occupiamo noi, che siamo sani, di chi sta male, chi potrebbe farlo?» Monito fondamentale, che mi segnò a vita e ho conservato nel cuore negli anni, non dimenticando mai che il malato non è solo un paziente ma prima di tutto un uomo.

Anna Paola Anselmo

Ricercatrice universitaria, Ematologia, Policlinico Umberto I, Università Sapienza, Roma (in pensione)

Il mio incontro con il professor Mandelli risale al 1970, quando ero una giovane studentessa al quarto anno della facoltà di Medicina e frequentavo il reparto di Semeiotica medica del Policlinico Umberto I per le esercitazioni.

Lui era il primo ad arrivare e l'ultimo a lasciare il reparto, pieno di sogni, entusiasmo e determinazione. Il suo coraggio e la sua tenacia si fondevano per raggiungere un unico obiettivo: migliorare i risultati delle terapie per i pazienti ematologici. Questo atteggiamento si è rivelato alla lunga contagioso sia per i medici che lavoravano nell'istituto, sia per me e per tutti gli altri giovani studenti interni. Era nata una squadra i cui componenti condividevano tutti i sogni e le aspettative del leader.

In uno dei tanti pomeriggi passati in corsia, ricevetti l'invito del professor Mandelli a un colloquio. Rimasi stupita di fronte alla sua offerta di rimanere presso l'istituto fino alla laurea e avere così l'occasione di far parte di quel team pieno d'entusiasmo e di voglia di lottare.

Quel reparto in cui erano ricoverati tanti pazienti ematologici mi affascinava e, contemporaneamente, mi creava tanta tristezza per la lotta impari che i medici, visti i mezzi terapeutici dell'epoca, conducevano quotidianamente. La strada è stata lunga e faticosa. Soffrivamo per le sconfitte e gioivamo dei successi, sempre insieme. Ma il nostro «capo» non si è mai arreso né ha permesso a noi di arrenderci. Quell'incontro con il professor Mandelli è stato fondamentale per la mia vita e, se potessi tornare indietro nel tempo, farei le stesse scelte.

William Arcese
Professore ordinario, direttore del reparto Trapianti di midollo, Policlinico Tor Vergata, Roma

Ricordo il giorno in cui perdemmo il nostro primo paziente trapiantato: morì per polmonite interstiziale da cytomegalovirus, o CMV (nel 1983 non vi era disponibilità di farmaci antivirali specifici), molto tempo dopo il trapianto, che peraltro aveva avuto un decorso ottimale. Io e le colleghe Francesca Mauro e Alessandra Bianchi eravamo veramente a terra, per il dolore della perdita di un ragazzo buonissimo, per la fatica accumulata e per il senso di delusione che sentivamo verso noi stessi. Pensavamo di avere deluso anche i famigliari e, non ultimo, il professore. È per questo che, oltre alle dimostrazioni di affetto da parte dei parenti, quello che ci diede particolare conforto fu la sua scelta di venire appositamente a cercarci, mentre ce ne stavamo chiusi in una stanza ammutoliti, per dirci poche ma importanti parole, piene di emozione e comprensione.

Fu un gesto fondamentale perché ricominciassimo a credere che l'avventura del trapianto allogenico potesse ancora continuare con noi.

Giuseppe Avvisati
Professore ordinario, direttore del reparto di Ematologia, Campus Bio-Medico, Roma

Agli inizi l'Ematologia era praticata solo in reparto, ma presto, sulla scorta delle esperienze all'estero, il professor Mandelli si rese conto che si doveva aprire un day hospital ematologico per assistere i nostri malati anche dopo la dimissione. La testardaggine del prof raggiunse lo scopo e fu aperto in via Lancisi il primo day hospital ematologico del Policlinico Umberto I e d'Italia. Vi era uno spirito pionieristico e i collaboratori erano tutti più giovani di almeno otto-dieci anni del professore, che allora ne aveva poco più di quaranta, una rarità nel panorama nostrano e dell'ospedale. Grazie all'entusiasmo di tutti e alla forza di trascinamento di Mandelli, il day hospital prese piede: era bello, arrivando al lavoro la mattina, vedere il marciapiede pieno di persone che si raccontavano le rispettive malattie. I pazienti socializzavano e si aiutavano l'un l'altro e, nonostante la ristrettezza dei locali e la scomodità dei passaggi nelle stanze dove c'erano i microscopi, nessuno si lamentava.

Si percepiva una forza propulsiva. Nulla avrebbe potuto fermare ciò che il professore aveva costruito con i suoi giovanissimi collaboratori, e infatti non ci fermò neanche il Collettivo di via dei Volsci che, quando impediva l'ingresso dei medici e infermieri al Policlinico, lo consentiva tuttavia agli ematologi, «gli unici che lavorano». Sono orgoglioso di essere stato tra i protagonisti di questa storia e se tornassi indietro rifarei tutto senza cambiare niente. Sono stato fortunato ad avere avuto un maestro come Mandelli, che mi ha permesso di entrare in contatto anche con il professor Papa (aiuto e primo collaboratore del prof), un altro maestro di vita e di medicina scomparso prematuramente e a cui tutti noi dobbiamo molto.

Claudio Cartoni
Dirigente medico, UOC di Ematologia, Policlinico Umberto I, Università Sapienza, Roma

Quel giorno di primavera di circa vent'anni or sono c'era da andare a visitare un paziente di venticinque anni affetto da una leucemia linfoide acuta in fase avanzata, che si stava riprendendo da una grave emorragia intestinale trattata a domicilio. La visita si prospettava complicata, a causa della comprensibile difficoltà della famiglia ad accettare una prognosi infausta per il ragazzo e per l'interferenza di tanti medici esterni alla nostra équipe, ognuno con il suo parere. Mentre si stava discutendo con il team di cure domiciliari su come affrontare la situazione, ecco che arrivò una telefonata che mi invitava a «salire dal professore».

Il prof, che conosceva la famiglia del paziente, mi comunicò che era sua intenzione andare subito con me a casa loro per fare una visita e mi chiese come arrivarci. Forse spiazzato dalla circostanza (il professore che si reca a casa di un malato con me, giovane collaboratore!) e senza riflettere sul fatto che si trattava di uno dei più importanti ematologi del mondo, dissi: «Se vuole andiamo in due con il mio scooter», e lui subito: «Va bene, il mio lo uso sempre di meno». Ora, era vero che lui era abituato allo scooter, ma per me portarmi dietro il professore, in mezzo al traffico, fino in periferia, divenne una fonte di preoccupazione. Pensavo: E se abbiamo un incidente e cadiamo? Se sbaglio strada?

Partimmo dal nostro istituto sotto lo sguardo preoccupato dei miei colleghi più anziani, attraversammo la città parlando, attraverso i caschi, di politica e di sanità e dopo quasi trenta minuti giungemmo sani e salvi a destinazione. Il suo arrivo determinò nel paziente e nella famiglia uno stato di eccitazione mista a incredulità e subito si avvertì che il prof aveva nel suo bagaglio professionale anche l'esperienza di dottore che sa come muoversi a casa di un malato. Non è la stessa cosa stare dietro una scrivania nel proprio studio o sedere sul bordo del letto di un assistito nella sua casa. Lì, gli equilibri tra curante e paziente sono ben diversi. Ebbi la sensazione di accompagnare un ottimo medico di famiglia, con in più le competenze di un grande ematologo, che toccava il paziente e discuteva con estrema semplicità. I famigliari riacquistarono fiducia sul tipo di cure che si stavano praticando a casa, senza peraltro cadere in pericolose illusioni. Il professore, in separata sede, usò poche ma chiare parole per i genitori, spingendoli a dare forza al figlio nonostante la grave prognosi; il ragazzo parlò di sport con lui e riprese a sorridere. Si decise come continuare con le terapie e si fece piazza pulita dei vari «consigli esterni».

Ripartimmo. Il ritorno fu per me più rilassato dell'andata,

nonostante la comparsa di una pioggerellina che rendeva viscido l'asfalto. Arrivammo in istituto. Lui scese e mi ringraziò. Ogni persona che incontravo, se non mi interrogava, mi guardava con un misto di curiosità e ammirazione per avere fatto una «visita domiciliare molto particolare».

Per conto mio, quel giorno avevo appreso molto sulle relazioni professionali con i propri superiori (si può essere naturali e rispettosi al tempo stesso) e sul modo di comportarsi con un paziente e la sua famiglia (non trascurare mai l'aspetto umano della cura). Ero cresciuto.

Giuseppe Cimino

Professore associato di Ematologia, Università Sapienza, Roma

Il primo congresso internazionale di Ematologia al quale presi parte si teneva a Barcellona. Io e altri colleghi presentammo tre lavori. Esaurito quel compito, e complice la mia giovane età, decisi di partecipare a una gita, trascurando il resto del convegno. Al mio ritorno, il prof mi convocò per le 6.30 del mattino successivo nella sua stanza; capii subito il motivo. Non ho bisogno di descrivere l'agitazione con cui passai quella notte. Con poche, severe parole, pronunciate però con l'autorevolezza del maestro, Mandelli mi ricordò l'importanza dell'aggiornamento scientifico per la nostra professione. Insegnamento che non ho più dimenticato e che cerco sempre di trasmettere ai miei collaboratori.

Fabio Efficace

Responsabile della Health Outcomes Research Unit, GIMEMA

Nel 2006, dopo anni che lavoravo all'estero, il professor Mandelli (che conoscevo di fama ma non personalmente) mi propose di lavorare per la fondazione GIMEMA, di cui è presidente, e di cominciare a occuparmi di qualità di vita in pazienti con malattie ematologiche. Me ne ero già interessato in relazione ai pazienti con tumori solidi, ma l'idea di iniziare un programma di ricerca specifico per malati con tumori del sangue era molto allettante.

A ogni modo, conoscendo l'Italia e le tante promesse spesso disattese, non avevo certo investito molte speranze su quella possibilità. Inoltre, avevo appena ricevuto un'ottima offerta da un prestigioso ospedale oncologico di New York ed ero praticamente già in partenza per gli Stati Uniti. Con mia grande incredulità, il professor Mandelli trasformò la sua proposta in un'opportunità concreta di lavoro in tempi record, che mai avrei pensato fossero possibili nel nostro Paese.

Se dovessi definire quindi la prima impressione che ebbi conoscendo Mandelli, è un estremo stupore nel vedere come fosse capace di concretizzare le idee e trasformare le parole in atti. Un dono che pochissime persone hanno. Ma questo è solo il prologo della nostra collaborazione. Da quel giorno imparai molte altre cose da lui, e i risultati che abbiamo ottenuto insieme – e che continuiamo a ottenere – a livello scientifico sono oggi pubblicazioni sulle riviste di Ematologia più importanti al mondo e una visibilità internazionale di altissimo profilo nel campo degli studi sulla qualità di vita in pazienti ematologici.

Per chiudere, vorrei fare una precisazione importante, che dà il senso di questa mia breve testimonianza. Quando cominciai a lavorare con lui, nessuno si occupava a livello scientifico, «serio», di fare ricerca sulla qualità di vita dei malati ematologici. Sottolineo questo aspetto, secondo me molto importante, per far capire quanto il professor Mandelli sia lungimirante e coraggioso nelle scelte che compie. Aggiungo che sono veramente poche le persone con cui io abbia un obbligo di gratitudine nella mia vita professionale, ma il prof ha creduto in me e in quello che avremmo potuto fare ed è per questo che il mio debito con lui non si estinguerà mai.

Paola Fazi
Ematologa, coordinatore del Centro dati GIMEMA

Ricordo il periodo in cui le scuole di specializzazione delle facoltà di Medicina di tutta Italia erano in subbuglio – con comitati e manifestazioni – per far valere i diritti di noi giovani medici. Andammo dal prof per comunicargli che il giorno dopo avremmo scioperato. Le sue grida ci rincorsero per le scale: «Se volete non timbrate il cartellino, la causa è giusta, ma a lavorare ci venite ugualmente. Domani mattina alle otto controllo chi di voi è qui, e peggio per chi decide di non esserci. E ricordatevi: il malato non c'entra niente con i vostri diritti, il suo diritto è quello di guarire». Non l'ho mai più dimenticato. Curiosa la vita... non più di qualche mese fa mi sono trovata a fare un discorso simile a mio figlio a proposito dell'occupazione delle scuole da parte degli studenti. Grazie, professore!

Fiorina Giona
Dirigente medico, Policlinico Umberto I, Università Sapienza, Roma

Posso dire di essere stata folgorata sulla via... Lancisi.

In una mattina di fine novembre 1978, andando a lezione con una mia compagna di università, incontriamo un bambino mano nella mano con il suo papà. Con l'aria spaesata ma con un grande sorriso, il bimbo e il padre salutano la mia amica. Incuriosita, le chiedo: «Sono tuoi compaesani?» «No», mi risponde, «il piccolo ha la la leucemia e viene curato ambulatorialmente dal professor Mandelli.» Non ci posso credere: un bambino con leucemia acuta curato in ambulatorio, non ricoverato in ospedale! Incoraggiata dai racconti della mia amica, che ne frequenta il reparto, riesco ad avere un appuntamento con Mandelli per «provare l'internato». Il prof mi accoglie, una mattina di metà dicembre, nel corridoio del reparto situato nella VI Clinica Medica all'interno del Policlinico, con una disponibilità e una determinazione indimenticabili. «Vieni, così puoi vedere come funziona il reparto, poi andiamo in via Lancisi; lì ci sono gli ambulatori.» Durante la visita in reparto mi colpiscono la sua conoscenza nei minimi dettagli della situazione clinica di ogni ricoverato, il ricordo di particolari che sfuggono persino al caporeparto, la familiarità con cui tratta tutti i pazienti, adulti e bambini (nel reparto vengono ricoverati entrambi). La sua figura trasmette una tranquillità benefica per tutti, medici e malati, che si trovano ad affrontare situazioni molto difficili e particolari.

Il prof discute con me alla pari, senza mettersi su un piedistallo. Dall'inizio della mia avventura con lui, porto sempre dentro di me i valori che mi ha trasmesso: l'amore per il lavoro, la cura del benessere del paziente, la capacità di ascoltare senza mai giudicare, l'onestà intellettuale e il rigore scientifico.

Giacinto La Verde
Responsabile UOS (Unità operativa semplice) di Diagnosi e cura delle discrasie plasmacellulari e delle amiloidosi, Azienda Ospedaliera Sant'Andrea, Roma

I lunghi anni che ho trascorso a fianco del professor Mandelli sono costellati di episodi che hanno tutti come minimo comun denominatore il ruolo del medico in funzione del paziente e il rispetto della struttura pubblica, considerata alla stregua di quella privata.

Il ricordo che però porto sempre nel cuore è quello che riguarda una giovane paziente affetta da mieloma. Era il 1995 e io, dottorando del terzo anno, come tutti i martedì pomeriggio accompagnavo dal professor Mandelli i malati che volevano un suo parere. Arrivato nella sala d'aspetto, vidi la mia assistita in compagnia, oltre che dell'inseparabile marito, anche di due bambini di circa otto anni che giocavano spensierati. Sorpreso, chiesi chi fossero. «Sono i nostri due tesori», rispose Giuliana guardandomi con gli occhi carichi di lacrime. Entrammo tutti insieme nell'ambulatorio dove ci attendeva il professore. Anche se turbato, cominciai a illustrare il caso della paziente.

Mandelli, che per tutto il tempo non aveva mai staccato gli occhi dai due bambini, chiese a Giuliana: «Sono suoi questi due splendidi bimbi?» Alla risposta affermativa della madre, il professore disse ai bambini: «Bene, piccoli, vi prometto che io e il dottor La Verde faremo di tutto per guarire la mamma». Ciò detto, illustrammo il programma terapeutico alla paziente. Giuliana lo accettò subito e, guardandoci negli occhi, rispose: «Io ce la metterò tutta, sono nelle vostre mani». Una volta rimasti soli, il professore, chiaramente colpito da quella donna fragile e allo stesso tempo decisa, mi disse: «Anche noi dobbiamo mettercela tutta, quei bimbi hanno bisogno della madre ancora per molto tempo. Mi raccomando, La Verde».

Giuliana ha accompagnato i suoi figli fin quasi al termine dei loro studi universitari. È vissuta per altri diciotto anni circa, ha effettuato due autotrapianti ed è stata curata con tutti i farmaci che a mano a mano si rendevano disponibili per il mieloma. Ogni qual volta si ripresentava la recidiva e lo sconforto faceva venire la tentazione di gettare la spugna, risentivo le parole del prof; la sua decisione, insieme con quella di Giuliana, mi portava a cercare nuove soluzioni. Queste le hanno consentito di vivere per un periodo tre volte superiore alla media dei pazienti affetti da mieloma, e hanno permesso ai suoi figli di crescere con la loro mamma.

Francesco Lo Coco

Professore ordinario di Ematologia, direttore del laboratorio di analisi del Policlinico Tor Vergata, Roma

Ricordo un viaggio a Barcellona, nel 1999, con il professor Mandelli e il professor Avvisati. Avevamo da pochissimi anni prodotto i dati del primo studio AIDA, e gli spagnoli li avevano replicati alleggerendo un po' la terapia. Era una riunione ristretta, caratterizzata da un grande entusiasmo e dalla voglia di migliorare ulteriormente dei risultati già straordinari. Bisognava decidere come proseguire una volta identificati i gruppi di rischio. Ricordo perfettamente che fu di Mandelli l'idea di inserire il retinoico anche nel consolidamento. I nuovi risultati dei protocolli AIDA adattati al rischio – prodotti in seguito a quella riunione – migliorarono ancora i dati. Sembrava impossibile!

Questo e altri episodi testimoniano la determinazione del prof a non fermarsi mai, a non accontentarsi. È l'insegnamento più bello che ho tratto da lui, poiché questa sua perenne «inquietudine» è riuscita a trasmetterla anche a me. Soltanto pochi mesi fa, quando discutevamo i nuovi, straordinari dati ottenuti per la prima volta al mondo senza chemioterapia nella promielocitica, mi sono ritrovato a parlare del futuro con lui: che facciamo ora per i bambini? E per gli anziani? Che facciamo nei pazienti ad alto rischio? Mi accorgevo che avevo la stessa sua smania di andare sempre oltre!

Maurizio Martelli
Ricercatore universitario, Ematologia, Università Sapienza, Roma

Le nevicate a Roma sono molto rare, ma quando arrivano il disagio diventa enorme. Era il mattino dell'8 gennaio 1985 e la città si svegliò dopo un'abbondante imbiancata notturna. Tutto era già paralizzato, compresi i trasporti. Al tempo frequentavo come specializzando l'istituto di Ematologia diretto dal professor Mandelli e il nostro orario di arrivo in reparto al mattino era stabilito alle 7.30, non più tardi.

Non era possibile né pensabile restare a casa, quindi decisi di scendere in strada per raggiungere la mia macchina già semicoperta di neve. All'epoca avevo la mitica FIAT 500 L gialla. Quell'auto, grazie alla sua trazione e al motore posteriore, si rivelò molto più adatta sulla neve di altre. Con molta cautela, tra una sbandata e l'altra, dopo circa un'ora e mezzo riuscii a raggiungere l'istituto, allora sito in via Chieti. L'arrivo nella strada in discesa fu caratterizzato da un piccolo testa-coda e dal tamponamento di una macchina parcheggiata. Comunque ero lì e, soddisfatto, mi diressi con il mio cappello di lana e i doposci verso l'ingresso.

Sulla porta trovai Mandelli. «Buongiorno, professore.» «Buongiorno, Martelli. Ti sembra questa l'ora di presentarsi? Sono le 10.30.» «Ma professore, Roma è paralizzata per la neve e sono riuscito per miracolo ad arrivare con la macchina», provai a replicare. «Secondo te bastano venti centimetri di neve per poter venire al lavoro in ritardo? In tal caso io non sarei mai andato a scuola, visto che a Bergamo la neve era la norma per molti giorni ogni inverno. Scommetto che quando vai a fare la settimana bianca, la neve non ti blocca più di tanto.» Ovviamente aveva ragione. Mentre ascoltavo la reprimenda, lo sguardo mi cadde sulle sue scarpe e vidi che indossava i soliti mocassini neri di tutti i giorni, rispetto ai miei ridicoli doposci.

Come avesse fatto ad arrivare alle 7 anche in quel giorno di neve a Roma, con i mocassini, rimarrà per me un mistero.

Alcuni miei colleghi si presentarono ancora più tardi e qualcuno non arrivò per nulla. Tutti gli assenti di quell'8 gennaio 1985 furono convocati l'indomani per un colloquio privato nello studio del professore. Nessuno ha mai osato chiedere cosa Mandelli abbia veramente detto loro...

Gabriella Mazzucconi
Professore associato di Ematologia, responsabile UO (Unità operativa) di Diagnosi e terapia delle malattie dell'emostasi e della trombosi, Policlinico Umberto I, Università Sapienza, Roma

Autunno 1980. Una mattina, la situazione si aggravò: la mamma era scivolata in uno stato soporoso; telefonai al professor Mandelli chiedendogli aiuto. Lui dispose subito un ricovero nella clinica Mary House e, in breve tempo, si giunse alla diagnosi: mieloma. Mia madre aveva una grave anemia, uno stato di pre-coma uremico, le sue condizioni generali erano terribilmente compromesse. Il professore iniziò immediatamente la terapia, ma presto arrivarono complicanze di ogni genere. Emorragie, sepsi, alterazioni metaboliche, lussazione dell'articolazione della spalla destra. La mamma rimaneva attonita e silenziosa nel suo letto, sembrava avulsa dalla realtà, non faceva domande. L'unico sorriso le fu strappato da mio figlio Angelo, allora piccolo, che le portai al capezzale. Il professor Mandelli la seguiva costantemente e la visitava anche più volte al giorno; era presente pure quando lei ebbe una grave crisi respiratoria, risolta grazie a un suo tempestivo intervento. Non dimenticherò mai quel momento: il professore mi disse che la situazione era estremamente grave. Era Natale, la nostra famiglia viveva in uno stato di continua angoscia, la mamma sembrava precipitare in maniera ineluttabile verso un destino ormai segnato. Il professore rinunciò alle vacanze per continuare a seguirla; fu un grande sacrificio, lo compresi molto bene: era giovane, aveva una moglie e un figlio adolescente. Rimanevano purtroppo pochi giorni: una grave crisi cardiaca impose il trasferimento di mia madre in Terapia intensiva coronarica e, dopo l'illusione di un miglioramento, giunse improvvisa la fine, forse per un'embolia polmonare. Il professore pianse con me e io ricordo ancora chiaramente che gli dissi: «Non ce l'abbiamo fatta!» Eravamo entrambi sconfitti. Per me era il primo grande dolore. In quell'istante promisi a me stessa che la mia riconoscenza e il mio affetto per il professor Mandelli sarebbero durati per sempre. Così è stato e oggi, a distanza di tanti anni, desidero rinnovargli con tutto il cuore il mio grazie.

Giovanna Meloni
Professore associato di Ematologia, responsabile del reparto Autotrapianti e leucemie acute, Policlinico Umberto I, Università Sapienza, Roma

Ancora ricordo con profonda nostalgia quando, giovanissima specialista in Ematologia, avevo l'opportunità di partecipare a dei consulti tra il professor Mandelli e il professor Jean Bernard, venuto appositamente da Parigi. Generalmente si trattava di pazienti con situazioni cliniche estremamente compromesse. Per me Mandelli rappresentava il «verbo»: mi impressionava molto accorgermi che anche lui poteva avere bisogno di un parere e accettava con semplicità il confronto con qualcun altro, così come mi emozionava poter essere qualche volta presente anch'io. Gli incontri si svolgevano il sabato. Bernard arrivava da Parigi la mattina e ripartiva nel pomeriggio. Vedeva cinque o sei pazienti per volta; il professor Mandelli, seduto accanto a lui, illustrava la storia clinica e le problematiche del malato di turno. Il medico francese, dopo un'accurata visita e uno scambio di opinioni con lui, parlava con il paziente ed esprimeva il suo parere. Anche nei casi più gravi, non ha mai pronunciato le parole «non c'è più niente da fare»: lasciava sempre uno spiraglio di speranza, non solo al paziente, ma in qualche modo anche a noi, rafforzando la nostra voglia di lottare e facendoci capire l'importanza di altri obiettivi, come la qualità di vita.

Un'altra circostanza in cui ho avuto la possibilità di apprezzare la semplicità e la confidenzialità dei rapporti tra Mandelli e Bernard è stato lo scambio di opinioni durante la visione di vetrini degli aspirati midollari di alcuni malati. Per fare questo si doveva andare alla sede storica di via Lancisi dove, tra scale e arrampicamenti, si arrivava alla sala del microscopio. Tutto questo rimarrà un ricordo indelebile nella mia mente e ha segnato il mio successivo periodo lavorativo. Durante quegli incontri ho imparato dal professor Mandelli a essere contemporaneamente umile e orgogliosa del mio lavoro, sostenendo le mie idee ma considerando altrettanto importante il confronto con gli altri. Ho imparato ad accettare le difficoltà tecniche e organizzative portando avanti il lavoro malgrado le difficoltà, ma soprattutto a stare vicino al malato.

Maria Luisa Moleti
Ematologa, dirigente medico del reparto pediatrico, Policlinico Umberto I, Università Sapienza, Roma

Ho sempre creduto, da quando ho iniziato a fare il medico nel reparto pediatrico dell'Ematologia del professor Mandelli, che curare non vuol dire soltanto trattare e guarire la patologia; ero ancora molto giovane quando, spinta dall'appoggio del gruppo e del professore, ho seguito alcuni bambini a casa, accompagnandoli nelle fasi più difficili della loro malattia. Una mattina dell'inverno 1993, mentre ero al lavoro in reparto, squillò il telefono. Era la segretaria del professor Mandelli: «Moletina, puoi venire? Il professore ti vuole parlare». Era sempre un'incognita quando il capo ci chiamava, ogni volta aveva qualche nuova idea su cui spronarci ad andare avanti... Chiedendomi cosa ci sarebbe stato questa volta, bussai alla porta del prof, che mi accolse subito con una nuova proposta: «Moletina», anche lui mi chiamava così, «te la sentiresti di organizzare l'assistenza domiciliare per i nostri pazienti?» Non ci pensai due volte e dissi subito con entusiasmo: «Naturalmente sì, professore». È iniziata così, dalla condivisione di un progetto un po' visionario, l'avventura dell'assistenza domiciliare per i pazienti ematologici. E il primo malato accudito a casa con i famigliari e tra le sue cose è stato proprio un bambino, il primo di tanti, a testimonianza del fatto che i grandi sogni possono diventare realtà.

Pasquale Niscola
Ematologo, dirigente medico, Ospedale Sant'Eugenio, Roma

Avevo meno di vent'anni ed ero all'inizio del corso di laurea in Medicina. Emofilico dalla nascita, una sera fui colto da una improvvisa colica renale con tanto sangue nelle urine da spaventare mio fratello, i miei genitori e il medico di famiglia. Passai la settimana di Pasqua presso il pronto soccorso ematologico del centro di via Benevento. Cominciai, da paziente, a capire cosa significasse l'organizzazione dell'assistenza. Sì, perché il benessere del malato è prima di tutto di tipo organizzativo, garantito dall'esistenza di percorsi stabiliti nella forma, ma resi sostanza dalla forza di una leadership fortemente umanizzante: è questo il ricordo che ho del rapporto che il professor Mandelli aveva con i numerosi aiuti, specializzandi e studenti che lo seguivano in visita. Nulla era lasciato al caso, le domande erano dirette e riguardavano anche cose apparentemente semplici ma nello stesso tempo di grande importanza. «A che ora sta prendendo l'antibiotico?» Di solito chiedere questo era tra i compiti del medico di reparto in rapporto con l'infermiere. No! Il direttore in persona rivolgeva queste domande; prima di Pasqua lo sentii chiedere a un dottore un'opinione su come venivano svolte le pulizie. La grandezza del clinico e dello scienziato si sposava con la capacità del manager, le cui armi risultavano di formidabile potenza perché forgiate sull'esempio costante della presenza vigile, dell'attenzione ai particolari e della quotidianità di un impegno senza riserve.

Venticinque anni dopo, a scuola di management sanitario, un docente disse: «L'eccellenza, quella vera, è fare bene le cose di tutti i giorni». Pensai al professor Mandelli, preoccupato delle possibili infezioni dei suoi malati resi aplastici dalla chemioterapia, che si prendeva cura di loro anche occupandosi in prima persona delle pulizie del reparto.

Maria Concetta Petti
Direttore UOC di Ematologia e trapianti, Istituto Regina Elena, Roma

Già da qualche anno ero responsabile del reparto in prima persona. Mentre ero in ferie per qualche giorno, si ricoverò una paziente con leucemia mieloide acuta e problemi cardiologici. In quel periodo stavamo utilizzando un protocollo terapeutico con una nuova antraciclina. Quando tornai, il marito della paziente mi disse: «La aspettavamo per iniziare la terapia, perché il professore voleva sentire il suo parere». Il professore voleva sentire il *mio* parere?!

Durante la visita discutemmo del caso, concordando che la paziente era eleggibile per il protocollo e potevamo partire con la terapia. È stata la più bella manifestazione di stima della mia vita.

Alessandro Pulsoni
Ricercatore universitario, Ematologia, Università Sapienza, Roma

L'episodio per me più significativo si presentò dopo la specializzazione, quando furono indetti i primi concorsi per il dottorato di ricerca: in Ematologia non c'era, quindi partecipai per l'Istologia. Arrivai primo in graduatoria, precedendo anche gli interni dell'istituto. Tra l'entusiasmo per quella prestazione così brillante e il fatto che conseguire il dottorato sembrava allora una tappa fondamentale per la carriera universitaria, precipitai in una situazione di angosciosa incertezza: molti mi consigliarono di non lasciarmi sfuggire quell'occasione. Dedicarmi alla ricerca di base mi affascinava, ma mi pesava abbandonare la clinica e il rapporto con il malato.

Andai a parlare con il professore, che già sapeva tutto, insieme con Clara Nervi, che pure aveva superato brillantemente il concorso di ammissione al dottorato. Non sono mai stato molto disposto a lasciar prendere ad altri decisioni che mi riguardassero, tanto meno quando si tratta di questioni importanti. In quell'occasione ebbi invece la sensazione di avere di fronte qualcuno che aveva già chiari tutti i termini del problema, comprese le mie angosce e domande. Senza neanche l'ombra di un dubbio o di un'indecisione, il parere del professore arrivò rapido e perentorio: io restavo in Ematologia e Clara accettava il dottorato. Forse per il carisma del professor Mandelli, forse perché in fondo era quello che mi andava di scegliere, accettai senza esitazione, e lo stesso fece Clara. A distanza ormai di trent'anni, credo che nessuno dei due si sia mai pentito di quella decisione: probabilmente la mia carriera universitaria sarebbe potuta essere più brillante, ma non tornerei mai indietro. Quella scelta ha condizionato la mia vita lavorativa e personale. Sono contento di essermi affidato alla sensibilità e all'intelligenza del professore.

Agostino Tafuri
Professore associato di Ematologia, Università Sapienza, Roma, responsabile del laboratorio di Cinetica cellulare ed ematologia, Policlinico Umberto I, Università Sapienza, Roma

Un bel giorno, l'incontro con il professor Mandelli si focalizzò su un'idea a lui molto cara in quel periodo e da sempre nella mia mente: fare il grande passo di continuare il percorso formativo all'estero, magari proprio in un laboratorio di ricerca. La caratteristica del prof è sempre stata quella di concretizzare in breve tempo, anche solo poche ore, tutto quanto detto e programmato. Non vi era mai la possibilità di disperdersi, né tanto meno di dimenticare «comodamente». Fu così che, in occasione di un meeting internazionale che da alcuni anni portava tutte le eccellenze ematologiche mondiali a Roma (una delle idee pionieristiche del professore), lui mi fornì il contatto che mi serviva presentandomi un illustre ematologo americano: un incontro particolarmente impacciato per me con una persona che oggi è invece un mio grande amico.

Di lì a poco venne anche il momento di salutare il professore prima della mia partenza: insieme con il suo calore umano, mi trasmise anche l'importanza del compito di portare, nel mio piccolo, il nome della Sapienza e dell'Ematologia di Roma nel mondo. Si stava creando un ponte che, anche grazie ad altri colleghi, partiva da via Benevento per arrivare a vari e prestigiosi centri del pianeta. Vi era al tempo stesso l'impalpabile certezza di non essere soli, nonostante i fusi orari richiedessero un attento calcolo per far coincidere le rispettive ore di lavoro quando si telefonava.

Come per gli altri colleghi, anche per me quello fu un cammino entusiasmante e al tempo stesso ricco di difficoltà. Ogni giorno ti portava a interrogarti costantemente su quante cose ancora avresti dovuto imparare solo per «galleggiare» alla pari in quel mondo di ricercatori, che si confrontavano quotidianamente con sana ma feroce competizione professionale. E fu proprio in quel contesto «vaccinale» che capii quanto era importante avere un capo che fosse un solido punto di riferimento. Anche in questa esperienza di ricerca di laboratorio, apparentemente lontana da lui, si scopriva un altro dei suoi non comuni pregi: Mandelli sapeva essere vicino ai suoi allievi e a me, dare supporto in caso di dubbi e difficoltà e indicare traguardi da raggiungere che fino ad allora erano stati solo intuibili.

Fin qui si potrebbe osservare che questa storia è una come tante nell'accademia, in Italia e nel mondo scientifico. L'unica differenza, non trascurabile, era rappresentata dal fatto che il prof sapeva esercitare il suo impegno anche dopo, per far ritornare in via Benevento tutti i suoi ricercatori ed entusiasmarli a una fase di rientro costruttivo con un nuovo impegno più autonomo e maturo, più responsabile. Non vi fu in quegli anni dispersione di energie o di cultura: io e ognuno dei miei colleghi tornammo per far nascere una piccola cellula romana a immagine di quegli edifici che ci avevano ospitato. Quello che non ci mancava mai erano le certezze professionali, fatte anche di non trascurabili riconoscimenti formali, che oggi sono così scarsi per i giovani, in balia di un costante precariato. Tutto ciò fu ottenuto, all'epoca, grazie non solo a una diversa copertura legislativa, ma anche a una figura di caposcuola sempre molto presente, concreta, capace di chiedere tanto ma anche di dare, attraverso uno strenuo impegno personale e la completa dedizione alla «scuola».

Anna Maria Testi
Ematologa, ricercatrice universitaria, reparto pediatrico, Ematologia, Università Sapienza, Roma

Ero profondamente colpita dal rapporto che il professore instaurava con i bambini che, pur riconoscendo la sua autorità, non lo temevano e dedicavano a lui le loro creazioni più belle.

Appena avuta la possibilità di trasferirci in una sede più consona alle necessità dei nostri pazienti, una delle prime esigenze del prof fu creare un reparto completamente dedicato ai bambini. Me lo comunicò durante la pausa dei lavori di un convegno di Ematologia che aveva organizzato presso l'Istituto superiore di sanità, dicendomi che ne sarei stata parte. Ero ancora una studentessa, e pertanto ancora più onorata di ricevere quell'incarico. Ricordai al professore che mi mancavano ancora sei mesi alla laurea e lui mi rispose: «Allora sbrigati».

Da quel momento, il reparto pediatrico dell'Ematologia continua a essere la mia vita. Già a quei tempi Mandelli, con immensa esperienza, professionalità e dedizione, ha intuito e formalizzato tutte quelle regole che, circa venticinque anni dopo, sono diventate la Carta dei diritti del bambino in ospedale. Siamo stati tra i primi ad avere una terapista occupazionale (figura ancora oggi non presente in altre realtà pediatriche), la sala giochi e la scuola in ospedale. La domenica, i bambini aspettavano le uova fresche che il professore portava dalla sua casa in campagna; andavano dai nostri ausiliari dicendo in dialetto romano: «Vorrei du' ova del professore, non quelle della vostra gallina». Sono passati più di trent'anni, gli episodi da raccontare sarebbero tanti; da allora, centinaia di bambini sono stati curati e ogni giorno sono grata al mio professore per avermi aiutato a dare uno scopo così nobile alla mia vita.

Maurizio Tribalto
Professore associato di Ematologia, Università Tor Vergata, Roma (in pensione)

Sono cresciuto e mi sono formato professionalmente lavorando in una realtà che andava evolvendo così velocemente che a volte stentavo io stesso a rendermene conto.

Un episodio dal valore quasi aneddotico mi testimoniò la capacità di precorrere i tempi del professor Mandelli. Occupandomi in maniera approfondita di una malattia, il mieloma, il cui trattamento fino agli anni Ottanta era avaro di risultati e privo di veri progressi, ero particolarmente attento a qualsiasi novità che potesse migliorarne la prognosi. Destarono un notevole interesse, in Italia e in tutta Europa, i risultati dello studio di un gruppo di ricercatori statunitensi: proponeva una modalità di trattamento innovativa, che sembrava migliorare significativamente la risposta terapeutica. Lo studio prevedeva, tra l'altro, l'utilizzo di un farmaco già da tempo conosciuto, ma impiegato con dosaggi e modalità di somministrazione nuovi. Cercando nella letteratura scientifica più riferimenti possibili sull'utilizzo di quel medicinale, scoprii quasi casualmente (allora non c'era Internet!) che già in passato, circa vent'anni prima, quel farmaco era stato impiegato con le stesse modalità, e proprio in Italia. Era stato il professor Mandelli, altro che americani!

D'altra parte, la dinamicità e l'intraprendenza del capo – così lo chiamavamo tra noi giovani e irriverenti assistenti – spiazzavano un po' tutti. Ricordo che una volta, sempre in quegli anni, erano in corso gli importanti lavori di ristrutturazione della sede dove stavamo per trasferirci. Casualmente, mi trovai ad assistere a una scena: uno dei responsabili dell'impresa edile chiedeva ragione a un operaio di alcuni cambiamenti nell'esecuzione dei lavori: «Ma perché hai fatto così?» «Me lo ha detto l'architetto!» «Ma quale architetto?» «No, l'ingegnere!» «Ma quale ingegnere?» Il sospetto andava crescendo nella mia mente, per cui, mentre il responsabile dei lavori si allontanava furente, io mi rivolsi al povero e confuso operaio chiedendogli: «Senti un po', ma ti ricordi come si chiama questo architetto/ingegnere?»

«Ma certo, è l'ingegner Mandelli!»

Marco Vignetti
Ricercatore universitario, Ematologia, Università Sapienza, Roma, direttore del Centro dati GIMEMA

Ho incontrato il professor Mandelli per la prima volta nel 1983, al brindisi organizzato dai vincitori del concorso di specializzazione di quell'anno. A differenza degli altri giovani colleghi ammessi, che si conoscevano tutti per avere già frequentato l'istituto da studenti, io avevo fatto la tesi di laurea all'Istituto superiore di sanità e mi sentivo il classico pesce fuor d'acqua. Il fatto che fossi riuscito a entrare mi aveva positivamente sorpreso, perché mi mancava proprio uno dei titoli considerati fondamentali nell'Ematologia di Mandelli: la frequenza da studente.

Così, quando con molto timore mi avvicinai al professore per presentarmi (immaginavo che non avesse la minima idea di chi fossi: non gli ero mai stato presentato, non avevo mai frequentato il suo istituto, lo avevo incontrato solo alcune volte a lezione), mi aspettavo che avrebbe fatto fatica a capire chi fossi.

Invece sembrava che mi aspettasse... al varco. Mi guardò dritto negli occhi e disse lapidariamente: «Vignetti, ho ricevuto alcune segnalazioni per lei, ma si ricordi che, se è entrato, è stato solo perché aveva i titoli». Il tono, brusco, diceva: non ci provi più, fosse stato per me non l'avrei fatta entrare. Ma, contemporaneamente, aveva voluto trasmettermi un riconoscimento e un incoraggiamento. Io ovviamente restai senza parole, balbettando un ringraziamento. Ebbi la sensazione di un uomo che si occupava di tutto e che aveva sempre tutto sotto controllo. E così si concluse il mio primo incontro con Mandelli.

Ciò è sempre successo anche per il singolo malato; entri nello studio, gli presenti un caso che non ha grandi alternative, le cose da fare sono state fatte tutte. Ma con lui non è mai così. Ecco un episodio che mi lascia, dopo tanti anni, ancora a bocca aperta. Porto in consulto dal professore un mio paziente affetto da morbo di Waldenstrom, un tipo particolare di linfoma. È un signore anziano, oltre i settanta, e sta facendo una terapia di seconda linea, a cui ha risposto avvertendo tuttavia dolori da neuropatia, un effetto collaterale che peggiora molto la qualità di vita. La malattia, prima di iniziare la cura, stava progredendo in modo inarrestabile; la terapia di prima linea (chemio) aveva avuto un risultato molto parziale e ora, con questa (unica) seconda linea, la risposta c'è stata. Ma che fare per gli effetti secondari? Alternative terapeutiche non ce ne sono. Che si inventerà stavolta il prof? Immagino che tranquillizzerà il paziente, magari modificandogli un pochino la terapia – a scopo soprattutto psicologico –, e lo incentiverà a continuare sopportando i fastidi.

Ma lui, ancora una volta, mi lascia a bocca aperta: «Caro Marco, direi di provare a sospendere ogni cura. Così gli effetti collaterali passano e forse, vista la forma, la risposta si mantiene. Anche se resta stabile solo qualche mese o un anno, è un anno guadagnato senza dolori per lui, e senza la tossicità della cura. Quando poi la malattia riprende, ricominciamo il trattamento e la rimandiamo indietro».

Il paziente, dopo quasi un anno dall'avere sospeso il trattamento secondo le indicazioni del prof, non ha più i dolori della terapia, e la malattia è stabile. Mandelli ci ha azzeccato, ancora una volta, sorprendendo tutti. E, cosa più notevole, decidendo in un istante, perché il caso non lo conosceva, gliel'ho illustrato io sul momento. E molti a chiedersi: ma come fa? E io a pensare: ecco come ha fatto a diventare Mandelli.

Finito di stampare nel marzo 2014
presso ELCOGRAF S.p.A.
Stabilimento di Cles (TN)
Printed in Italy